Haftungsausschluss:

Die Ratschläge im Buch sind sorgfältig erwogen und geprüft. Alle Angaben in diesem Buch erfolgen ohne jegliche Gewährleistung oder Garantie seitens des Autors und des Verlags. Die Umsetzung erfolgt ausdrücklich auf eigenes Risiko. Eine Haftung des Autors bzw. des Verlags und seiner Beauftragten für Personen-, Sach- und Vermögensschäden oder sonstige Schäden, die durch die Nutzung oder Nichtnutzung der Informationen bzw. durch die Nutzung fehlerhafter und/oder unvollständiger Informationen verursacht wurden, ist ausgeschlossen. Verlag und Autor übernehmen keine Haftung für die Aktualität, Richtigkeit und Vollständigkeit der Inhalte, ebenso nicht für Druckfehler. Es kann keine juristische Verantwortung sowie Haftung in irgendeiner Form für fehlerhafte Angaben und daraus entstehende Folgen von Verlag bzw. Autor übernommen werden.

Sollte diese Publikation Links auf Webseiten Dritter enthalten, so übernehmen wir für deren Inhalte keine Haftung, da wir uns diese nicht zu eigen machen, sondern lediglich auf deren Stand zum Zeitpunkt der Erstveröffentlichung verweisen.

Bibliografische Informationen der Deutschen Nationalbibliothek

Die Deutsche Nationalbibliothek verzeichnet diese Publikation in der Deutschen Nationalbibliografie; detaillierte bibliografische Daten sind im Internet über http://dnb.dnb.de abrufbar.

1. Auflage

Redaktion: Jérôme Helmke

Lektorat und Korrektorat: Katrin Gönnewig, Fabian Galla, Markus Czeslik

Umschlaggestaltung: Verena Klöpper

Satz und Layout: Verena Klöpper

Illustrationen und Grafiken: Verena Klöpper

ISBN Taschenbuch: 978-1-955655-42-2

ISBN eBook: 978-1-955655-43-9

www.remote-verlag.de

WER FÜHRT HIER EIGENTLICH WEN?

HOLGER STOLLENWERK

Wie du als Führungskraft mit deinem Team außergewöhnliche Ergebnisse erzielst

Remote Verlag

www.remote-verlag.de

INHALT

*
Noch ein Hinweis: Ich benutze wegen der besseren Lesbarkeit in diesem Buch in der Regel nur die weibliche oder männliche Form. Selbstverständlich schließe ich damit aber immer alle Geschlechter ein.

WER FÜHRT HIER EIGENTLICH WEN?

Wirst du geführt? Wer führt dich? Wen führst du? Wer möchte von dir geführt werden? Durch wen möchtest du geführt werden? Wie führst du? Wie wirst du geführt? Wie möchtest du geführt werden? Wie möchtest du führen? Mitarbeiter? Untergebener? Vorgesetzter? Chef? Boss? Coach? Mentor? Partner?

Schau dir diese Fragen noch einmal an und lies sie ganz bewusst und langsam. Versuche, auf jede der kurzen Fragen eine Antwort oder einen Impuls in deiner heutigen Situation zu finden.

Egal welche Gedanken dich nun umkreisen, sei dir bewusst, dass du alles rund um deine Führungssituation ändern kannst. In der Art, wie du dich selbst führst, und auch in der Art, wie du geführt wirst und andere führst. Dieses Buch wird dir dabei helfen.

Allein der Begriff «Führung» wirft meist viele Fragen auf. Jeder wird irgendwie durch irgendwen geführt und jeder führt irgendwie irgendjemanden. Ob bewusst oder unbewusst, beruflich und auch im Privaten.

Aber warum müssen wir überhaupt führen oder geführt werden? Stell dir ein Ruderboot vor, in dem acht Ruderer sitzen. Die planschen alle nach Lust und Laune mit den Paddeln im Wasser herum. Jeder gibt individuell sein Bestes, aber das Boot wird kaum vorwärtskommen, weil die Energie nicht koordiniert ist. Wahrscheinlich wurde auch kein gemeinsames Ziel kommuniziert und damit hätte jeder der acht Ruderer ein eigenes Ziel, das er so in einem Boot mit sieben anderen nie erreichen kann. Zudem wird das Boot irgendwelche Wege kreuz und quer durch das Gewässer fahren. Einen Kurs zu halten, wird nahezu unmöglich. Vielleicht dreht sich das Boot auch nur lustig auf der Stelle im Kreis. Das ist nicht

sonderlich zielführend und erstrebenswert, richtig?
Daher gibt es beim professionellen Rudern immer einen Schlagmann, der den Takt vorgibt. Alle anderen folgen diesem Takt, damit das gesamte Team überhaupt ein definiertes Ziel erreichen kann. Die Aufgabe der Führung ist eine sehr bedeutende, weil nur so die Arbeit einen höheren gemeinsamen Sinn erfüllen kann.

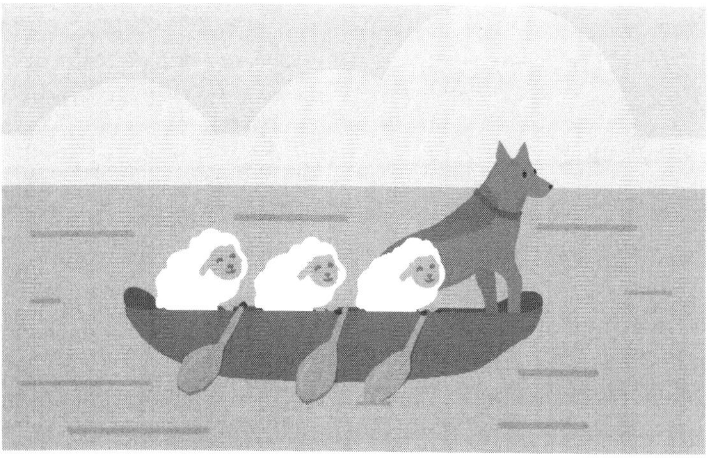

Führung ist also ein wichtiges Wort. Was bedeutet es aber? Auf Wikipedia klingt das fast schon einleuchtend:

> «Der Ausdruck Führung bzw. dessen Verb führen trägt im Neuhochdeutschen die Bedeutung ‚leiten', ‚die Richtung bestimmen', ‚in Bewegung setzen' und kommt in zahlreichen Wissenschaften vor. Speziell in den Sozialwissenschaften bezeichnet der Begriff planende, koordinierende und kontrollierende Tätigkeiten in Gruppen und Organisationen.»

Aber so richtig erklärt ist der Begriff «Führung» damit auch nicht, oder? Planen, koordinieren und kontrollieren sind die Tätigkeiten. Die Richtung bestimmen, etwas in Bewegung setzen und leiten sind Oberbegriffe zum Thema «Führung».

Wie fühlt sich jedoch Führung an? Was motiviert einen Menschen, zu führen? Was befähigt Menschen, zu führen?

Wir Menschen befinden uns in einem lebenslangen Rollenkonflikt. Wir sind mal Führungskraft, mal Geführter. Wir sind mal emotionaler Partner, mal rationaler Vorgesetzter. Wir haben es zudem bei dem Thema «Führung» immer auch mit anderen Menschen zu tun. Diese wiederum befinden sich ebenfalls in ihrem Rollenkonflikt der verschiedenen Aspekte ihres Lebens. Hier treffen also immer ggfs. auch sehr unterschiedliche Welten aufeinander. Ganz sicher hast du schon Führungssituationen erlebt, die nicht ideal waren. Und ganz sicher hast du auch schon Führungssituationen erlebt, die beinahe perfekt waren.

Dieser Praxisratgeber wird dir Situationen der Führung aus dem Alltag in Form von kurzen Geschichten schildern. Mal positive, mal negative Beispiele. Meistens mit Happy End – aber nicht immer.
Das Beste für dich: Im Anschluss werden die beschriebenen Situationen analysiert, um dir wertvolle Ansätze aufzuzeigen, wie das ideale Vorgehen und Ergebnis in der ein oder anderen Situation aussehen sollten. So erhältst du viele Geschichten aus der Praxis, um die Erfahrungen direkt praktisch ausprobieren und anwenden zu können. Aber auch, um aus den Fehlern anderer zu lernen.

Um die Geschichten richtig einordnen zu können, möchte ich dir zuvor für die Führung unabdingbare Prinzipien vorstellen:

1. **Das Vollständigkeitsprinzip für Führungspersönlichkeiten.** Führung ist immer ganzheitlich zu betrachten. Was darunter genau zu verstehen ist, erfährst du im nächsten Kapitel.

2. Die vier Ebenen der leichten Führung. Denn, wenn du bei der Führung wirklich außergewöhnliche Ergebnisse erzielen möchtest, musst du diese Ebenen alle kennen und beherrschen. Eine nur teilweise Erfüllung der Prinzipien sorgt für erhebliche Abstriche in deinem Wirkungsgrad.

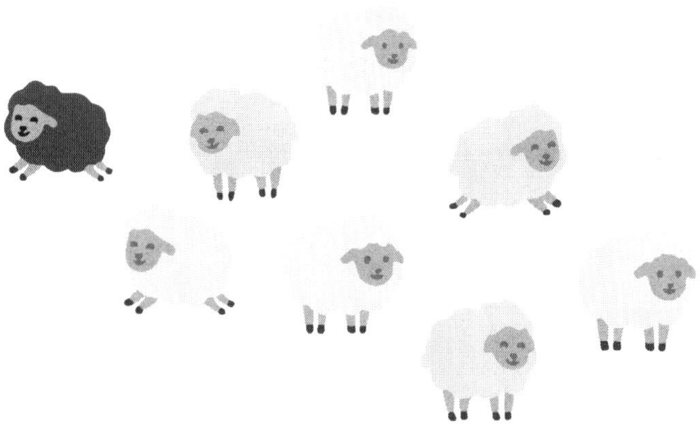

DAS VOLLSTÄNDIG-KEITSPRINZIP FÜR FÜHRUNGS-PERSÖNLICH-KEITEN

Stell dir eine Blume vor. Sie wächst und gedeiht. Doch was benötigt sie, um wachsen und aufblühen zu können?
Als Erstes braucht es ein **Samenkorn** mit den richtigen inneren Werten. Aus diesem Samenkorn sprießt die gesamte Blume und die gesamte Kraft entfaltet sich allein durch das Samenkorn.
Das Samenkorn allein keimt jedoch noch nicht auf. Es benötigt **fruchtbare Erde**, in der es keimen kann. Aus der Erde zieht die Blume überlebenswichtige Nährstoffe und Mineralien.
Jeder weiß, dass Blumen nur mit **Sonnenlicht** wachsen können. Sonnenlicht gibt der Blume den Reiz zum Wachstum.
Im Gegensatz zum Sonnenlicht steht dann noch das **Wasser**. Auch Wasser ist überlebenswichtig für die Blume.

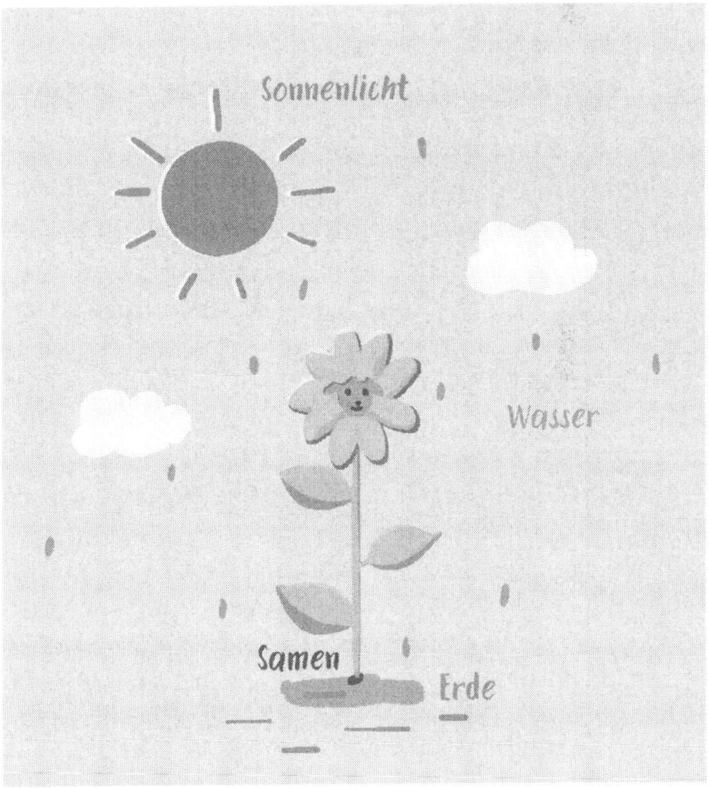

Überleg jetzt mal, was passieren würde, wenn du einer Blume 200 Prozent Sonne geben würdest, ihr aber das Wasser verweigerst ... Sie würde vermutlich bald eingehen, richtig?

Pflanze das beste Samenkorn in die beste Erde in einem Blumentopf und stelle diesen in einen trockenen Kellerraum ohne Sonnenlicht ... Was passiert? Die Blume wird vermutlich nicht mal aufkeimen.

Was hat jetzt eine Blume mit Führung zu tun? Bei der Blume greift das Vollständigkeitsprinzip, wie bei fast allen Dingen in der Natur. Die Blume kann nur wachsen und gedeihen, wenn sie alle notwendigen Bestandteile im richtigen Maße erhält. Dieses Prinzip können wir auf den Menschen, in seinen verschiedenen Rollen, übertragen. Ein Mensch kann nur wachsen und gedeihen, wenn in all seinen Lebensbereichen die notwendigen Bestandteile im richtigen Maße vorhanden sind. Wir sind nicht nur ausschließlich Führungskraft. Wir sind häufig auch Mutter oder Vater, Tochter oder Sohn, Bruder oder Schwester, Liebespartner, Freund, Vorbild, Mitarbeiter, Unternehmer oder einfach Zuhörer. In all diesen Rollen solltest du darauf achten, eine ausgewogene Balance zu halten. Wenn du dich zu 200 Prozent auf deine Arbeit konzentrierst, wirst du in anderen Bereichen zu wenig Fokus haben. Wenn du dich ausschließlich auf deine Familie konzentrierst, wirst du andere Bereiche vernachlässigen. Am Ende kann das dazu führen, dass du unzufrieden bist. Das kann zu Konflikten in einzelnen Bereichen führen. Die Bereiche konkurrieren vielleicht sogar miteinander. Dies liegt häufig an der falschen Balance zwischen den verschiedenen Rollen.

Als Führungskraft musst du das Vollständigkeitsprinzip ebenfalls anwenden. Du als Führungskraft bist auf verschiedenen Ebenen verantwortlich für dein eigenes Handeln und das deiner Mitarbeiter. Damit du als Führungskraft auch wachsen und gedeihen kannst, ist das Vollständigkeitsprinzip für dich besonders wichtig.

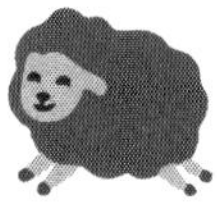

DIE VIER EBENEN DER LEICHTEN FÜHRUNG

Doch welche Bestandteile sind für eine Führungskraft besonders wichtig? Es sind insgesamt vier Ebenen, die eine Führungskraft kennen und auf denen eine Führungskraft gut ausgebildet sein muss, um erfolgreich zu sein. Wenn du all diese Ebenen beherrschst und sie in der richtigen Balance einsetzt, dann erlebst du Führung mit Leichtigkeit.

Persönliches Wachstum

Persönliche Führung

Führung von Menschen

Führung von Unternehmen

1) PERSÖNLICHES WACHSTUM

Wie sieht dein Samenkorn als Führungskraft aus? Bist du Führungskraft geworden, weil du die längste Betriebszugehörigkeit oder fachlich etwas Besonderes geleistet hast? Wurde gefragt, wer es machen möchte, und du hast nicht schnell genug Nein gesagt? Oder bist du Führungskraft, weil du wirklich einen Unterschied machen möchtest? Es gibt psychologisch betrachtet nur zwei Emotionen, die uns leiten: **Schmerz vermeiden** oder **Freude erleben.** Was ist bei dir in der Führungsrolle der Treiber? Wurdest du Führungskraft, weil du keine Lust mehr auf «schlechte Führungskräfte» hattest? Wolltest du also den Schmerz, den du selbst erlebt hast, nur vermeiden? Oder hast du den brennenden inneren Wunsch, nicht nur Führungskraft, sondern sogar Führungspersönlichkeit zu werden, damit das Leben deiner Mitmenschen zu bereichern und aktiv am Erfolg von Unternehmen mitzuwirken? Erfreust du dich also an der Rolle und an den Möglichkeiten, die du schaffen kannst?

Höre an dieser Stelle mal tief in dich hinein und frage dich: «Warum habe ich Führungsverantwortung übernommen oder warum möchte ich zukünftig Führungsverantwortung übernehmen?» Schreib dir das Ergebnis auf und führe dir den Grund regelmäßig vor Augen. Dieses «Warum» wird dich in guten und in schlechten Zeiten immer auf dem richtigen Kurs halten und dich motivieren, kontinuierlich an dir persönlich zu arbeiten.

Warum möchte ich Führungsverantwortung übernehmen?

____

____

____

____

____

Damit du wirklich eine Führungspersönlichkeit werden kannst, musst du vor allem an deiner Persönlichkeit arbeiten. Denn wenn du nur die besten Führungsmethoden gelernt hast und diese auch gut anwendest, jedoch nicht an deiner Persönlichkeit arbeitest, erreichst du nicht die Größe einer Führungspersönlichkeit. Du vernachlässigst dann das Vollständigkeitsprinzip.

«WENN DU IMMER HART ARBEITEST, WIRST DU IMMER GENUG GELD VERDIENEN. ARBEITEST DU JEDOCH HART AN DEINER PERSÖNLICHKEIT, WIRST DU GANZHEITLICH BETRACHTET WOHLHABEND SEIN.»

Holger Stollenwerk

Zu der Ebene des persönlichen Wachstums gehört deine innere Einstellung. Was denkst du über dich selbst? Woran glaubst du? Siehst du eher Chancen oder eher Probleme? Bildest du dich selbst regelmäßig weiter? Investierst du ausreichend in dich selbst? Investierst du in deinen Körper, deine Beziehungen, deine Fähigkeiten und deine Karriere?

Den Worten **Selbstbewusstsein** und **Selbstvertrauen** wird häufig die gleiche Bedeutung zugeschrieben. Es sind jedoch zwei unterschiedliche Stufen in deiner persönlichen Entwicklung. Du musst dir deiner selbst bewusst sein, um dich kennen- und verstehen zu lernen. Nur so kannst du deine Stärken und Schwächen erkennen und sie nutzen bzw. mit ihnen umgehen. Wie willst du außerdem zukünftig wachsen können, wenn du dir selbst nicht vertraust? Also brauchst du in dich selbst und deine Fähigkeiten das höchste Vertrauen.

Neben den folgenden Geschichten aus der Praxis, die dir helfen werden, persönlich zu wachsen, möchte ich dir hier schon einen globalen Tipp mit auf den Weg geben: Die erfolgreichsten Menschen, die hart an ihrer Persönlichkeit gearbeitet haben, haben sich selbst immer sehr stark reflektiert. Sie haben ihr eigenes Denken und Handeln also stets hinterfragt und analysiert, um daraus zu lernen. Nur so können die erfolgreichsten Persönlichkeiten nahezu unglaubliche Erfolge erzielen. Wie häufig reflektierst du dich und dein eigenes Denken und Handeln? Einmal die Woche? Einmal im Monat? Oder doch eher einmal im Jahr? Vielleicht sogar gar nicht bewusst? Wie sehr wirst du dir dann deiner selbst bewusst sein?

Damit du dir deiner selbst bewusst werden kannst, solltest du ein tägliches Erfolgsjournal führen. Notiere für dich selbst jeden Tag deine eigenen Erfolge.
Das klingt anstrengend, es ist jedoch sehr einfach, wenn du

eine Gewohnheit daraus machst. Besorge dir innerhalb der nächsten 72 Stunden (dazu später mehr im Buch) ein handliches Buch (ich empfehle DIN A5) mit leeren Seiten. Jeden Tag zu einer festen Tages- oder Uhrzeit nimmst du das Buch. Ich mache es immer beim oder direkt nach dem Frühstück. Andere große Persönlichkeiten machen es konsequent, bevor sie zu Bett gehen. Wieder andere haben im Kalender eine feste Uhrzeit oder einen Termin an jedem Tag eingetragen. Zusätzlich nimmst du die folgenden Seiten als Anleitung für das Erfolgsjournal, für die ersten Eintragungen.

Das Erfolgsjournal: Reflexion der letzten 24 Stunden

- Was ist dir heute besonders gut gelungen?
- In welcher Situation hast du heute einen Unterschied gemacht?
- Welchen positiven Fortschritt hast du heute zu verantworten?
- Wen hast du heute glücklich gemacht und wodurch?
- Worauf bist du heute stolz?

«WENN DU DICH AUF DICH SELBST KONZENTRIERST, WÄCHST DU. WENN DU DICH AUF SCHEIẞE KONZENTRIERST, WÄCHST DIE SCHEIẞE.»

Dwayne - The Rock - Johnson

Du solltest pro Tag immer zwischen drei und fünf Erfolge notieren. Es sollten immer mindestens drei sein, damit du dich auch entsprechend motivierst, aus jedem Tag das Beste für dich herauszuholen. Mehr als fünf müssen es aber nicht sein, weil du sonst Gefahr läufst, zu sehr auszuschweifen. Das Erfolgsjournal soll jedoch nicht mehrere Stunden deines Tages in Anspruch nehmen. So wird es Tage geben, da musst du die besten fünf auswählen und sogar manche Erfolge aussortieren. An anderen Tagen kann es dir schwerfallen, die drei Erfolge zu finden.

Es geht hierbei nicht darum, jeden Tag ein riesiges Feuerwerk abzubrennen und die Mega-Erfolge zu notieren. Es sind sehr oft auch Kleinigkeiten, die uns im Alltag so gar nicht auffallen:

- Du hast jemandem ein schönes Kompliment gemacht und ihm ein Lächeln ins Gesicht gezaubert?
- Du hast jemand Fremdem die Tür aufgehalten oder einen Gefallen getan?
- Du hast bewusst Zeit mit einem geliebten Menschen verbracht und dich mal nicht vom Smartphone ablenken lassen?
- Du hast eine unnötig destruktive Kritik nicht ausgesprochen?
- Du warst joggen und hast dich damit körperlich fit gehalten?
- Du hast ein kleines Kundenanliegen gelöst, obwohl es vielleicht gar nicht dein Job gewesen ist?
- Du hast in einem Projekt einen nächsten Meilenstein erreicht, weil du dich gut fokussiert hast?

Achte bei den Formulierungen darauf, dass du nicht immer nur den Erfolg notierst, sondern auch, mit welcher Handlung, welcher Einstellung oder welchen Gedanken du selbst diesen Erfolg erreicht hast. Du hast jemandem ein Kompliment gemacht, aber es hat dich Überwindung gekostet? Dann notiere deine erfolgreiche Überwindung. Den Meilenstein im

Projekt hast du erreicht, weil du eine unkonventionelle und einfache Lösung gefunden hast, die sonst keiner gesehen hat? Notiere deine Fähigkeiten als Grund für den Erfolg. Als du dem Fremden die Tür aufgehalten hast, warst du selbst vielleicht schon spät dran? Deine Hilfsbereitschaft macht einen Unterschied in der Menschlichkeit, auf die du stolz sein kannst.

Viele fragen sich, ob sie nicht auch Misserfolge notieren sollten, wie in einer Art Tagebuch. «Ansonsten verzerrt das Buch doch, oder?»
Das sollten wir auf keinen Fall machen. Es geht beim Erfolgsjournal genau darum, die beste Version von dir selbst zu reflektieren. Es gilt das Gesetz der Anziehung: Wenn du dich auf deine Erfolge konzentrierst, wirst du mehr Erfolge anziehen.
Kennst du das: Du kaufst dir einen neuen Computer, ein neues Auto oder etwas anderes Besonderes. Kurze Zeit davor – wenn du dich mit dem Kauf beschäftigst – und kurze Zeit danach hast du das Gefühl, dass an jeder Ecke dieses Produkt auftaucht. In der Werbung, bei Freunden, Bekannten oder sogar Fremden fällt es dir vermehrt auf. Besonders bitter ist immer, wenn nach dem Kauf die Angebote für exakt das von dir gekaufte Produkt immer präsenter werden und du das Gefühl hast, das Produkt zu teuer gekauft zu haben. Die Werbung ist aber meist gar nicht anders als vorher. Die Anzahl der Produkte um dich herum auch nicht. Einzig dein Fokus und deine Aufmerksamkeit haben sich verändert. Du konzentrierst dich auf dieses Produkt, also fällt es dir mehr auf. Du fokussierst dich auf etwas, und es kommt dir größer, häufiger und wichtiger vor.
Wenn du dich also jetzt auf deine Erfolge konzentrierst, wirst du automatisch mehr Erfolge in deinem Leben anziehen. Wenn du das Erfolgsjournal ein paar Tage geschrieben hast, wirst du merken, dass du schon ganz anders in den Tag star-

test. Du versuchst aktiv, Erfolge zu produzieren, die du später in dein Buch eintragen kannst. Das macht dich automatisch zu einer erfolgreicheren Persönlichkeit.

BONUS-TIPP

Manchmal verbinde ich mit den Eintragungen ins Erfolgsjournal auch die Frage »Wofür bist du heute dankbar?« Das tue ich häufig dann, wenn ich selbst nicht genug Erfolge zu notieren habe oder wenn mir einfach danach ist. Dann notiere ich zusätzlich zwei bis drei Dinge, für die ich dankbar bin. Das sind dann häufig meine Gesundheit, die Gesundheit meiner Familie oder ausreichend finanzielle Mittel, um mir und der Familie kleine Luxusgüter leisten zu können. Auch ein bestimmter Wohlstand, den wir in der westlichen Welt einfach automatisch genießen, ist etwas, wofür ich oft dankbar bin. Das sind häufige Selbstverständlichkeiten, die wir zu wenig würdigen. Wenn du dich darauf konzentrierst, wirst du gelassener, was dich zu einer noch erfolgreicheren Persönlichkeit wachsen lässt.

Probiere es aus. Wenn du das Erfolgsjournal regelmäßig schreibst, kannst du gar nicht verhindern, dass du eine größere Persönlichkeit wirst. Starte zeitnah damit, die beste Version von dir selbst zu werden. Du und deine Umgebung haben nichts Schlechteres verdient.

2) PERSÖNLICHE FÜHRUNG

Du kennst sicherlich auch Führungskräfte, die sich selbst irgendwie nicht so richtig im Griff haben, oder? Die kommen zu jedem Termin zu spät (oder gar nicht), haben die Hälfte der notwendigen Dinge nicht vorbereitet, halten sich nur sporadisch an ihre Abmachungen und scheinen allgemein etwas unstrukturiert und möglicherweise sogar destruktiv zu sein. Oft leisten diese Führungskräfte dann noch viele Überstunden und sind dauerhaft mit der Arbeit beschäftigt, ohne dass es richtig Spaß macht.
(Du gehörst natürlich nicht zu denen.)
Häufig wird über diese Führungskräfte dann sehr positiv gesprochen und angemerkt, dass sie doch so viel um die Ohren haben. Die tragen natürlich auch viel Verantwortung und müssen sich um viele Themen gleichzeitig kümmern. Also haben diese Führungskräfte einfach viel zu tun.

Auf zwei Ebenen halte ich das für sehr falsch. Erstens stufe ich diese Aussagen eher als mittelprächtige Ausreden ein und zweitens vermitteln das Verhalten und die Haltung dazu den Eindruck, dass Führungskraft zu sein etwas Negatives ist. Es ist einfach übermenschlich viel Arbeit, die ein Einzelner nicht schaffen kann. Das schreckt viele Menschen davon ab, Führungsverantwortung zu übernehmen, weil es scheinbar so ein harter Job ist. Ja, Führungskraft oder gar Führungspersönlichkeit zu sein, ist nicht leicht und es bedeutet viel Verantwortung. Führungspersönlichkeiten haben aber die Möglichkeit, im Leben von vielen anderen Menschen und auch in Unternehmen einen positiven Unterschied zu machen.

Darum sollten Führungskräfte zuerst bei sich selbst anfangen, nach möglichen Ursachen für die scheinbar harte Arbeit und die ungelösten Herausforderungen zu suchen. Wenn sich jemand selbst nicht gut organisieren kann, wie kann ich von dieser Person dann erwarten, dass sie andere Menschen erfolgreich führen und organisieren kann?

Damit du also nicht zu der Gruppe von Führungskräften gehörst, die dauernd Überstunden und auch sonst einen etwas überlasteten Eindruck machen, arbeite konsequent an deiner Selbstorganisation. Neben deinem persönlichen Wachstum ist deine persönliche Führung die zweite Ebene, an der du vollkommen unabhängig von anderen Menschen arbeiten kannst. Und ohne gute Selbstorganisation wird es nahezu unmöglich sein, eine vollständige Führungspersönlichkeit zu werden. Denke an das Samenkorn der Blume mit ausreichend Wasser. Wird es in nicht fruchtbarem Boden wie z. B. Beton gepflanzt, wird das Aufkeimen oder gar Wachsen dort nicht möglich sein.

Eine gewisse Zeit deiner wöchentlichen Arbeit musst du also in dich selbst investieren. Es geht bei der persönlichen Führung um deine eigene Effizienz und Effektivität, um Zeitmanagement und Selbstorganisation inklusive Disziplin. In diesem Buch lernst du einige dieser Techniken ausführlich kennen.

Unabhängig von den Geschichten aus dem Alltag möchte ich dir schon jetzt einen ganz konkreten Tipp geben, wie du deine Arbeit effizienter organisieren kannst, um nicht nur dich selbst zu optimieren, sondern auch noch ein ideales Vorbild für deine Mitarbeiter, Kunden und Kollegen zu werden.

Wie beendest du heute einen typischen Arbeitstag? Gehe es im Kopf ruhig durch. Alle Arbeitsmittel ordentlich zurechtlegen, alles einpacken und ab nach Hause? Licht aus? Drucker aus? Werkzeug verstaut? Hände gewaschen? Laden abgeschlossen?
Alles ist erledigt. Feierabend!

Wie startet dein typischer Arbeitstag? Hin zu Büro, Laden, Werkstatt, Einsatzort und erst mal wieder sortieren? Vielleicht noch eine Tasse Kaffee? Das E-Mail-Postfach ist schon wieder gut gefüllt? Kalender überprüfen? Den Tag sortieren und organisieren? Schauen, ob alle Mitarbeiter da sind? Was gibt's heute zum Mittagessen? Irgendwann auch mal was Produktives erledigen?
Viele Fragen, die einen in den Arbeitstag begleiten können, oder?

Meistens sind dann schon ein bis zwei Stunden vergangen, bis die ersten wirklich produktiven Tätigkeiten gestartet werden können. Und dies trifft besonders auf dich als Führungskraft zu, weil du entsprechend viel organisieren musst.
Dann starten aber schon erste Termine mit Mitarbeitern, Kunden oder Partnern. Möglicherweise kommen jetzt auch Mitarbeiter mit ersten Fragen und Problemen zu dir und brauchen deine Unterstützung. Dann klingelt auch noch das Telefon. Dein E-Mail-Postfach füllt sich langsam wieder und der Tag läuft so vor sich hin.

Nach acht bis zehn Stunden ist dein Tag vorbei und irgendwie hast du alles, was so auf dich eingeprasselt ist, erledigt.
Wie viel Energie hast du an diesem Tag verbraucht oder auch zurückgewonnen? War das ein erfolgreicher Tag? Ein guter Tag? Ein produktiver Tag? Wie viel deiner Arbeit hatte einen nennenswerten, positiven Effekt auf deine Kunden oder das Geschäftsergebnis des Unternehmens?

Wenn du nicht mehr mit dem Gedanken nach Hause kommen möchtest, dass du wieder total geschafft bist, aber eigentlich nichts geschafft hast von dem, was du dir eigentlich vorgenommen hast, dann fange mit einer kleinen Veränderung beim Feierabend an:

Definiere und notiere deine zwei bis drei wichtigsten Aufgaben für den nächsten Tag bereits zum Feierabend des vorherigen Tages!

Bei der Beendigung deiner Arbeit an einem Tag überlegst du dir schon, welche wirklich wichtigen Aufgaben du am nächsten Tag erledigen möchtest. Diese notierst du dir in einem für dich nutzbaren Format. Ich bin da lange oldschool mit Post-its unterwegs gewesen. In deinem Erfolgsjournal könntest du diese Aufgaben ebenfalls notieren. Wenn für dich ein digitales Aufgabenmanagement infrage kommt – Smartphone oder Computer – dann nutze es.

Es ist absolut wichtig, dass du die Aufgaben schriftlich festhältst, weil dann dein Unterbewusstsein diese Aufgaben sehen und lesen kann. So kann es diese Aufgaben verarbeiten und dich darauf vorbereiten. In der Formulierung der Aufgaben liegt ein weiteres Geheimnis. Du formulierst konkret, was du tun wirst, anstatt nur Stichworte aufzuschreiben:

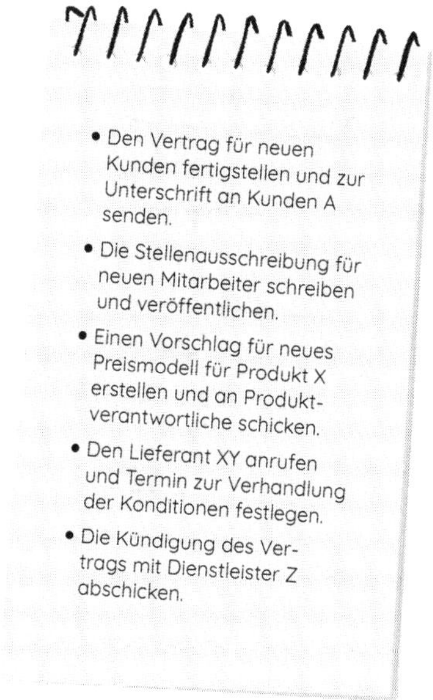
• Den Vertrag für neuen Kunden fertigstellen und zur Unterschrift an Kunden A senden.
• Die Stellenausschreibung für neuen Mitarbeiter schreiben und veröffentlichen.
• Einen Vorschlag für neues Preismodell für Produkt X erstellen und an Produktverantwortliche schicken.
• Den Lieferant XY anrufen und Termin zur Verhandlung der Konditionen festlegen.
• Die Kündigung des Vertrags mit Dienstleister Z abschicken.

Aber Achtung: Bitte auf keinen Fall reine To-do-Listen in Stichworten schreiben. Diese sind nämlich kontraproduktiv. Schwache Formulierung (so nicht!):

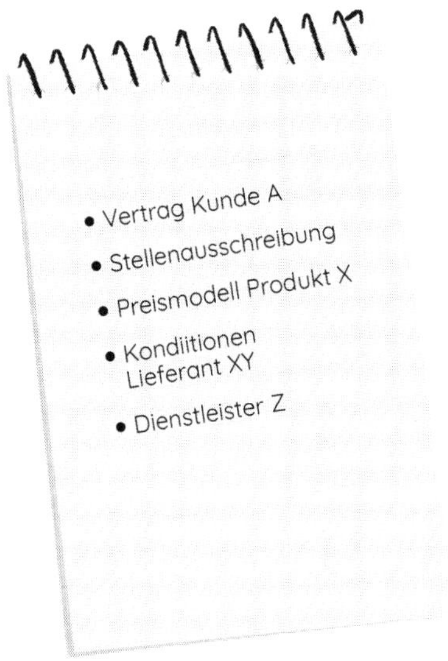

Wenn du konkret formulierst, weißt du direkt, was du tun wirst und tun musst, um deine Ziele zu erreichen. Wenn du nur 30 Minuten an einem Vertrag arbeitest, ist dein Unterbewusstsein zufrieden bei der schwächeren Formulierung. Bei der konkreten Formulierung jedoch nicht. Wenn die Stellenausschreibung angefangen und vorbereitet ist, bist du mit dem kurzen Ansatz zufrieden – mit dem spezifischen jedoch nicht.

Erkennst du den Unterschied? Spezifische und konkrete Formulierungen halten dich aktiv und produktiv. Schreibe deine eigenen Aufgaben also so, als würdest du sie an dich selbst delegieren. Dann bist du gezwungen, sie klarer zu formulieren, und du kannst effizienter daran arbeiten. Manchmal stellst du beim Aufschreiben vielleicht sogar fest, dass die gewünschte Aufgabe gar nicht konkret bearbeitet werden kann, weil noch etwas fehlt. Einem Mitarbeiter würdest du diese Aufgabe dann nicht übergeben - dir selbst schreibst du aber ein Stichwort auf eine To-do-Liste. Das macht dich unproduktiv.

Die Aufgaben konkret zu formulieren und schriftlich festzuhalten, ist natürlich nur die halbe Miete. Denn nur durch das Aufschreiben werden die Aufgaben nicht erledigt. Darum kommt jetzt der zweite und fast noch schwierigere Teil. Die notierten Aufgaben wollen jetzt abgearbeitet werden. Doch wann erledigen, wenn heute schon am gesamten Tag keine Zeit dafür übrig war?

Wenn deine notierten Aufgaben das Wichtigste sind, was du tun kannst, um deine Ziele zu erreichen, dann solltest du diese Aufgaben auch konsequent als Erstes bearbeiten. Wenn du also am darauffolgenden Tag mit der Arbeit beginnst, lässt du dich von dem Chaos des Tages erst einmal nicht stören und beginnst direkt mit der Arbeit an der ersten Aufgabe deiner To-do-Liste.

Bearbeite deine wichtigsten Aufgaben des Tages direkt und ohne Umwege oder Ablenkung!

Wenn du also zu deinem Arbeitsplatz kommst, fängst du direkt mit der wichtigsten Aufgabe an. Keine E-Mails, kein Kaffee (ich weiß, das fällt besonders am Anfang schwer), keine Gespräche mit Kollegen, kein Sortieren oder Aufräumen am Arbeitsplatz. Einfach ohne Umweg direkt loslegen.
Wenn die erste Aufgabe dann erledigt ist, darfst du dich gern mit einem Kaffee oder einem Gespräch mit Kollegen belohnen - aber eben nicht vorher. An einem Tag, an dem du das konsequent durchziehst, hast du teilweise schon vor 9 Uhr morgens mehr geschafft als andere Führungskräfte am

ganzen Tag. Und jetzt stell dir mal vor, du machst das jeden Tag. Und das Woche für Woche. Monat für Monat. Glaubst du, dass du mit zwei bis drei wichtigen und erledigten Aufgaben pro Tag einen Unterschied ausmachen kannst? Aus eigener Erfahrung weiß ich, dass es so ist. Es gab Tage, an denen ich um 8:30 Uhr wieder hätte nach Hause gehen können, weil die wirklich notwendigen und produktivsten Aufgaben erledigt waren. Das chaotische Tagesgeschäft gehört aber natürlich genauso zu unseren Aufgaben wie die strategisch wichtigen Aufgaben. Konsequent gelebt, kannst du mit diesem Vorgehen auch Vorbild für deine Mitarbeiter und Kollegen sein und somit das gesamte Unternehmen produktiver machen.
Viele meiner Mitarbeiter waren mehr als einmal erstaunt, dass schon vor dem Mittagessen viele wichtige Weichen gestellt waren. Kunden waren meistens begeistert von der Reaktionsgeschwindigkeit trotz des hektischen Tagesgeschäfts, weil sie das von anderen Dienstleistern oder Lieferanten nicht gewohnt waren. Meine eigenen Vorgesetzten haben sich gewundert, wie ich schon früh morgens, wenn sie selbst noch E-Mails lasen, Ergebnisse produzieren konnte. Also egal in welcher Situation du aktuell bist, mit dem beschriebenen Vorgehen wirst du bei deinen Mitarbeitern, Kunden, Vorgesetzten und Partnern definitiv einen bleibenden und positiven Eindruck hinterlassen.

Und dieser Eindruck unterscheidet klassische Führungskräfte von dir als Führungspersönlichkeit. Denn du beweist damit, dass du dich selbst im Griff hast, und dienst als überaus gutes Vorbild gegenüber Mitarbeitern, Partnern, Vorgesetzten und sogar Kunden.

3) FÜHRUNG VON MENSCHEN

Wenn deine innere Einstellung stimmt und du dich selbst organisatorisch im Griff hast, können wir uns jetzt darum kümmern, wie du andere Menschen führst. Mit anderen Menschen sind übrigens nicht nur Mitarbeiter gemeint. Du führst auch externe Partner oder Dienstleister, die für dich oder dein Team Leistungen erbringen. Du führst Kollegen, die auf derselben Führungsebene wie du stehen. Du sorgst bestenfalls auch dafür, dass deine Kunden ihre Ziele erreichen. Und du führst sogar deine eigenen Führungskräfte. Führungspersönlichkeiten versuchen, viele Menschen in ihrer Umgebung zu bestmöglichem Erfolg zu führen. Dabei spielt die eigentliche Führungsebene keine Rolle. Du führst vielleicht sogar Menschen in deinem privaten Umfeld, in einem Verein, bei deinem Hobby oder in der Familie als Vater, Mutter, Sohn, Tochter oder Partner. **Wenn du einige der Führungsprinzipien aus den Geschichten hier ganzheitlich in deinem Leben anwendest, wirst du einen sehr positiven Einfluss auf die Menschen in deiner Umgebung ausüben.**
Lies den letzten Satz jetzt bitte noch einmal, denn genau das ist es, was echte Führungspersönlichkeiten von Führungskräften unterscheidet.

Mit welchen Begriffen verbindest du die Führung von Menschen?

FÜHRUNGSKRAFT	FÜHRUNGSPERSÖNLICHKEIT
Mitarbeiter antreiben	Mitarbeiter trainieren
Autorität	Kollegialität
Ängste schüren	Begeisterung wecken
«Ich»	«Wir»
Schuldige für Fehler finden	Fehler beheben
Besserwisser	Unterstützer
Menschen ausnutzen	Menschen ausbilden
Lorbeeren ernten	Anerkennung aussprechen
Kommandieren	Fragen
«Los, mach!»	«Lasst es uns tun!»

Über all diese Begriffe und die allgemeinen Verhaltensweisen einer Führungskraft gibt es bereits genügend Bücher und Seminare. Darum möchte ich hier gar nicht so tief auf alle Ebenen eingehen. Als Führungspersönlichkeit ist die dritte Ebene der Führung von Menschen jedoch eine ebenso wichtige wie die anderen Ebenen. Auch das beste Samenkorn in der idealen Erde wächst eben nicht ohne Sonnenlicht.

> **«FÜHRUNGSPERSÖNLICHKEITEN ARBEITEN NICHT NUR KONTINUIERLICH DARAN, DIE BESTE VERSION VON SICH SELBST ZU WERDEN, SONDERN HELFEN ANDEREN MENSCHEN IN IHREM UMFELD GLEICHZEITIG DABEI, EBENFALLS DIE BESTEN VERSIONEN IHRER SELBST ZU WERDEN.»**
>
> *Holger Stollenwerk*

Die dritte Ebene der leichten Führung ist sozusagen dein Hauptwerkzeug. Das ist dein Hauptaufgabengebiet, mit dem du die meiste Zeit deines Tages beschäftigt bist. Vermutlich hast du schon Seminare, Schulungen, Weiterbildungen und Workshops zu den Themen besucht. Wie häufig trainierst du diese Eigenschaften? Spitzensportler trainieren teilweise Stunden, Wochen oder sogar Monate, um in einem Wettkampf dann 100 Meter in 9,xx Sekunden laufen zu können. Ihre eigentliche Leistungsdauer beträgt also nur wenige Sekunden. Dafür trainieren sie jedoch viele, viele Stunden. Selbst Fußballspieler, die 90–120 Minuten pro Woche spielen, investieren in derselben Woche mehr als vier- bis fünfmal so viel Zeit in ihr Training. Damit will ich nicht sagen, dass du montags bis donnerstags nur üben solltest, Führungspersönlichkeit zu sein, um dann freitags alles zu führen. Das wäre wie bei einer Sehenswürdigkeit: «Nächste Führung Freitag um 9:00 Uhr». Das Verhältnis können wir also nicht 1:1 übertragen – aber das Prinzip sollten wir übernehmen.

Um eine echte Führungspersönlichkeit zu werden, musst du regelmäßig an deinen Fähigkeiten arbeiten. Wenn du 200 Tage pro Jahr als Führungspersönlichkeit arbeitest, solltest du auf jeden Fall zehn Prozent der Zeit in deine Fähigkeiten investieren. Das können z. B. zwei bis drei Bücher sein, die du im Jahr liest. Dafür investierst du fünf bis sieben Tage pro Jahr. Dann nutzt du noch fünf bis sechs Tage für Onlinetrainings. Du nimmst dir ein- oder zweimal pro Jahr ein paar Tage am Stück die Zeit für deine Weiterbildung als Führungspersönlichkeit oder besuchst sogar externe Seminare. Das Angebot an Fortbildungsmöglichkeiten in diesem Bereich ist groß.

Mit diesem Buch hast du schon einen guten Grundstein gelegt, eine bessere Führungspersönlichkeit zu werden. In den Kurzgeschichten wirst du auch zu dieser Ebene einige wichtige Erkenntnisse erhalten.

Einen wesentlichen Impuls möchte ich dir jetzt schon geben:

BONUS-TIPP

Führungspersönlichkeiten stellen Fachkräfte nicht ein, um ihnen zu sagen, was sie zu tun haben, sondern damit die Fachkraft ihnen sagen kann, wie es gemacht werden muss.

Was soll das bedeuten, fragst du dich? Ganz einfach: Wenn du Menschen einstellst, nur um ihnen zu sagen, was sie tun sollen, werdet ihr als Team niemals besser sein können als du als Einzelperson. Führungskräfte bauen darauf, dass sie möglichst vielen Menschen Befehle erteilen dürfen. Moderne Führungspersönlichkeiten wissen jedoch, dass sie wesentlich mehr erreichen können, wenn sie die Stärken der einzelnen Mitarbeiter besser und freier aufblühen lassen.

Ich habe genug Führungskräfte kennengelernt, die dieses Prinzip nicht verstanden haben. Das führt dann dazu, dass wichtige Leistungsträger das Team verlassen. Mich selbst haben schon gute Mitarbeiter verlassen, weil ich damals diese Reife und die Erfahrung noch nicht hatte.
Dann werden neue Mitarbeiter eingestellt, die besser «hören» und entsprechend das tun, was die Führungskraft verlangt. Und dann steckt das Team in einem Status quo des Dunstkreises einer Führungskraft fest. Kennt ihr auch ähnliche Situationen? Du als Führungskraft musst an vielen Stellen loslassen können, damit dein Team sich entfalten kann und so über sich selbst – und über dich – hinauswachsen kann.

Um das zu tun, hilft ein wichtiges Prinzip: **Wer fragt, der führt.** In deinem Führungsstil solltest du häufiger auf Fragen setzen als auf Anweisungen:

- Wie sollen wir Projekt X deiner Meinung nach umsetzen?
- Wie wollen wir Kunden Y bedienen?
- Welches Vorgehen können wir zur Lösung von Problem Z anwenden?
- Welche Möglichkeiten haben wir, um den Prozess zu vereinfachen?
- Was kannst du tun, um die Erreichung unseres gemeinsamen Ziels bestmöglich zu unterstützen?

Deine Mitarbeiter werden dankbar sein, dass du sie nach ihrer Meinung fragst. Und sie werden – in der Regel – kreativ mitwirken. Manche machen bei so etwas nie mit. Lass dich davon nicht entmutigen. Es ist nicht das Ziel, dass alle immer konsequent mitmachen, sondern dass mehr mitmachen.

«ALS FÜHRUNGSKRAFT BEKOMMST DU IMMER DIE MITARBEITER, DIE DU VERDIENT HAST.»

Holger Stollenwerk

Mit den richtigen Werkzeugen wirst du immer die passenden Mitarbeiter anziehen. Wenn du eine sehr gute Führungspersönlichkeit bist, wirst du auch sehr gute Mitarbeiter anziehen. Die weniger guten bzw. passenden Mitarbeiter werden dich mit der Zeit verlassen und neue, bessere werden deine Nähe suchen. Darum darfst du dich von einer Kündigung auch nicht einschüchtern lassen. Wenn du dich veränderst, wird dein Team sich ebenfalls verändern. Trau dich, geh als Führungspersönlichkeit vor und mache aus deinen Mitarbeitern die beste Version dieses Teams.

4) FÜHRUNG VON UNTERNEHMEN

Ist die Führung von Unternehmen nicht das Gleiche wie die Führung von Menschen? Ein Unternehmen besteht doch aus Menschen, die geführt werden, oder?

Grundsätzlich richtig, jedoch werden andere Werkzeuge und Methoden benötigt, um einzelne Bereiche oder ganze Unternehmen zu führen. Dabei spielt es auch keine Rolle, ob das Unternehmen aus 4 oder aus 4.000 Mitarbeitern besteht. Menschen werden in der Regel innerhalb eines Unternehmens geführt. Unternehmen oder Organisationen werden durch einen Markt geführt. Unternehmen und Organisationen sind hier übrigens gleichgestellt. Eine Organisation kann eine eigenständige Untergruppe eines Unternehmens sein. Ein großer Verein, der als Organisation gilt und nicht als Unternehmen, sollte beispielsweise ähnlich geführt werden wie ein Unternehmen. Teams, die über längere Zeiträume zusammenarbeiten, sind ebenso Organisationen und benötigen eine konstante Führung.

Das Führen von Organisationen oder Unternehmen ist die höchste Kunst für Führungspersönlichkeiten und die am schwersten zu erlernende Ebene. Das hat mehrere Gründe: Zum einen können wir das in unserem Leben nicht so häufig trainieren. Selbst langjährige Führungskräfte führen in ihrem Leben durchschnittlich vielleicht sechs bis sieben Organisationen. Dabei haben sie aber teilweise mehrere Hunderte oder gar Tausende Menschen geführt. Also können wir hier nicht so viel Praxiserfahrung in unterschiedlichen Situationen sammeln. Zudem gibt es nur wenige wirklich gute Weiterbildungsmöglichkeiten für diese Ebene der Führung. Organisationen müssen außerdem, abhängig von ihren Umgebungen, sehr unterschiedlich geführt werden.

Dennoch gibt es einige Grundsätze, die bei der Führung von Organisationen zu mehr Leichtigkeit verhelfen. Einige wirst du in den noch folgenden Kurzgeschichten kennenlernen. Zu Beginn möchte ich dir aber ein wichtiges Grundprinzip, das ebenfalls aus der Natur stammt, vorstellen.
In der Natur folgt alles einem Rhythmus. Tag und Nacht, Ebbe und Flut, Leben und Tod und besonders unser eigener menschlicher Organismus. Regelmäßig pumpt dein Herz Blut durch deinen Körper. Auch jetzt, während du dieses Buch liest. Vielleicht beim Lesen etwas seltener als bei sportlicher Aktivität – aber der Herzrhythmus sorgt für eine dauerhaft vernünftige Sauerstoffversorgung deines Körpers.
Stell dir jetzt vor, dein Körper würde sich überlegen, die gesamte benötigte Blut- und Sauerstoffmenge nicht 60-mal pro Minute durch deinen Körper zu schicken, sondern nur zweimal am Tag.
Es ist morgens 7:23 Uhr und BÄÄÄHM! Der erste Schub, gleichzeitig ca. sechs Liter Blut durch all deine Gefäße, voll

beladen mit Sauerstoff. Wow, jetzt bist du wach! Du fühlst dich wie ein Eichhörnchen auf zu viel Koffein und musst dich unbedingt bewegen.
Bis zum Abend flaut jetzt langsam die Sauerstoffkonzentration ab. Gegen 17/18 Uhr wirst du sogar schon richtig müde und kannst dich an die Eichhörnchen-auf-Koffein-Nummer kaum noch richtig erinnern.
Zum Glück ist bald 19:23 Uhr: BÄÄÄÄÄÄHM! Der zweite Schub des Tages zuckt durch deinen Körper. Wieder sechs Liter Blut. Wieder übermäßige Sauerstoffsättigung. Da ist endlich wieder das Eichhörnchen auf Koffein.

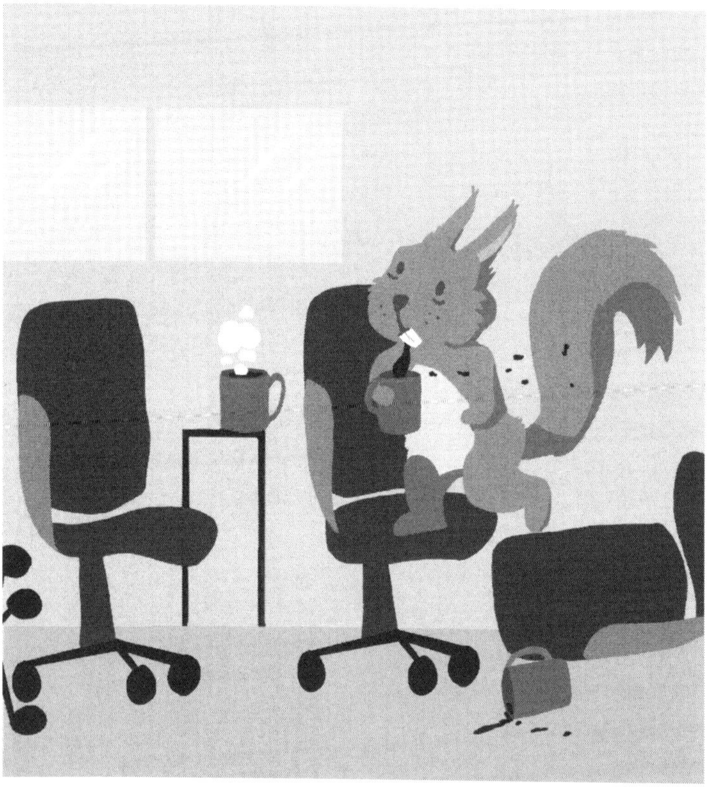

Jetzt noch schnell alle Hobbies, den Sport, den Haushalt und alles andere Wichtige erledigen, bevor es wieder abflacht.

Dann irgendwann ins Bett und abwarten bis zum Schub am nächsten Morgen.

Warum hast du jetzt so eine abstruse Geschichte über Eichhörnchen auf Koffein und einen sehr sinnfreien Herzrhythmus gelesen? In der Natur und in unserem Körper würde ein solcher Rhythmus uns ziemlich sicher und sehr bald töten. Richtig Spaß machen würde dieser Ablauf jedenfalls nicht unbedingt.

Wenn es aber um die erfolgreiche Führung von Unternehmen geht, erkennen wir viele planlose Vorgehensweisen. Manchmal gibt es gar keinen Rhythmus. Dann passiert alles mehr zufällig. Stell dir das mal bei deinem Herzen vor! Würde dich das beunruhigen? Wenn dein Herzrhythmus nur auf Zufall basieren würde? Häufig sind auch klassische Jahresrhythmen zu erkennen. Da gibt es einmal im Januar einen Jahresauftakt, wenn es hochkommt noch ein Sommerfest und eine Weihnachtsfeier. Diese drei Höhepunkte lassen die Organisation dann jedes Mal ordentlich aufzucken. Ein wirklich gesunder und nachhaltiger Rhythmus sieht aber anders aus.

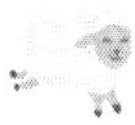

DER 1-4-52-RHYTHMUS FÜR LEICHTE UNTERNEHMENSFÜHRUNG

Damit deine Organisation leichtfüßig arbeiten kann und kontinuierlich vernünftig mit Impulsen und Sauerstoff ausgestattet ist, empfehle ich dir den 1-4-52-Rhythmus.

Bevor das Jahr beginnt, sollte die Organisation ihre konkrete Wachstumsstrategie für die nächste Periode (meist ein Jahr) definieren. Strategien werden in den meisten Organisationen schon heute festgelegt. Häufig haben diese Strategien jedoch wenig mit konkretem und planbarem Wachstum zu tun. Aktivitäten werden als Strategie «verkauft», damit die Organisation das tut, was wir von ihr erwarten, statt das Wachstum für einen neuen, konkreten Markt zu definieren oder den konkreten Ausbau der Marktanteile in einem bestehenden Markt anzustreben. Wichtig ist hier der Fokus auf **konkret** und mit Blick auf **Wachstum**.

**«IN DER NATUR – BEI PFLANZEN – GILT:
WAS NICHT WÄCHST, IST TOT.
DAS GLEICHE GILT AUCH FÜR UNTERNEHMEN.»**

Holger Stollenwerk

Die Organisation braucht immer wieder Wachstumsimpulse, da sie sonst mit der Zeit automatisch organisch schrumpft. Also definiere **einmal pro Jahr eine konkrete Wachstumsstrategie** für deine Organisation, die euch während der nächsten Periode als Leitlinie dienen soll.

Organisatorische Ziele können dann aus der Wachstumsstrategie abgeleitet werden. Das tun wir jedoch nicht nur einmal zu Beginn des Jahres für das ganze Jahr, sondern jedes Quartal. Wir definieren also **viermal pro Jahr konkrete und messbare Quartalsziele**. Diese Quartalsziele haben den großen Vorteil, dass deine Organisation nur 12 Wochen

Zeit für deren Umsetzung hat. In der Regel muss also sofort begonnen werden, damit die Ziele erreicht werden können. So kurzfristige Ziele können auch wesentlich konkreter und auch näher am Markt definiert werden, weil wir viermal im Jahr die Möglichkeit haben, diese Ziele neu an den Markt und den Wettbewerb anzupassen.
Mithilfe der Quartalsziele schaffst du eine Organisation, die regelmäßig mit hohem Fokus und geschlossen an den wichtigsten Dingen zur Erfüllung der Wachstumsstrategie arbeitet. Willst du also eine fokussierte Organisation das ganze Jahr über und nicht nur zum Jahresanfang und zum Jahresende, dann setze auf **Fokus durch Quartalsziele**. Wenn du dir selbst und deiner Organisation etwas Gutes tun möchtest, könnt ihr die Erreichung der Quartalsziele auch immer mit einem kleinen Event oder einer kleinen Belohnung feiern. Das steigert zudem noch das Teamgefühl und damit die Motivation.

Neben der Wachstumsstrategie (1) und den Quartalszielen (4) gibt es in dem Modell jetzt auch noch die Kalenderwochen (52) im Jahr. Wie häufig reflektiert deine Organisation heute ihre eigenen Erfolge? Meistens fällt die Antwort auf diese Frage sehr flach aus. «Gar nicht» oder «im Jahresabschluss» oder «bei der Weihnachtsfeier» oder «das machen die Teams selbst (glaube ich)» sind typische Antworten. Wenn du dir selbst bewusst werden und Selbstvertrauen auftanken kannst durch ein tägliches Erfolgsjournal, dann sollte deine Organisation ein ähnliches Instrument erhalten, oder? Denn du als Führungspersönlichkeit möchtest, dass deine Mitarbeiter die beste Version ihrer selbst werden können.
Daher empfehle ich, **einmal pro Woche ein Weekly Huddle** einzuführen. Huddle kommt hierbei vom Football. Wenn die Spieler sich kurz zusammenraufen und ihre Taktik besprechen. Freitags für ein Huddle hat sich in vielen Organisationen, die ich begleitet habe, bewährt. 45 Minuten sind die

durchschnittliche Zeit eines solchen Huddles. Bei 2.400 Minuten (40 Stunden * 60 Minuten), die einem Vollzeitarbeiter zur Verfügung stehen, sind 45 Minuten 1,875 Prozent der gesamten Zeit. Das ist ein gutes Investment in die Reflexion der Erfolge. Denn die Reflexion der Erfolge führt zu einem Fokus auf die Erfolge. Und was wir fokussieren, wird größer, weil wir es anziehen. Dieser wöchentliche Rhythmus führt zusätzlich dazu, dass die Quartalsziele und deren Fortschritt super einfach gesteuert werden können. Das hält das Energielevel für die Arbeit an den Quartalszielen entsprechend hoch und deren erfolgreiche Umsetzung wird wahrscheinlicher. Also investiere 1,875 Prozent der Arbeitszeit pro Woche in deine Organisation, um den Fokus auf Erfolge zu halten und die Quartalsziele zu pushen. Eingeladen werden alle Mitarbeiter. Es ist jedoch keine Pflichtveranstaltung und es braucht auch kein Protokoll oder Ähnliches. Wichtige To-dos werden von Anwesenden mitgenommen und wichtige Informationen werden auf anderen Wegen in die Organisation getragen (als To-do dann mitgenommen).

Das Huddle sollte am Anfang durch dich als Führungspersönlichkeit moderiert werden. Später kann die Organisation das in der Regel auch selbstständig durchführen. Hier eine praktische kleine Agenda für ein solches Huddle:

1. Welche Erfolge haben wir in der letzten Woche produziert? (Alle dürfen etwas beitragen.)
2. Was gibt es Neues vom Markt oder unseren Kunden, das wir teilen sollten?
3. Wie sieht der Fortschritt unserer Quartalsziele aus?

Mithilfe eines solchen kurzen Huddles wurden in manchen Organisationen auch andere verteilte Meetings überflüssig, was unterm Strich sogar mehr Zeit gebracht als gekostet hat. Nutze also den 1-4-52-Rhythmus mithilfe der vorgestellten Methoden, um deine Organisation mit Leichtigkeit führen zu können.

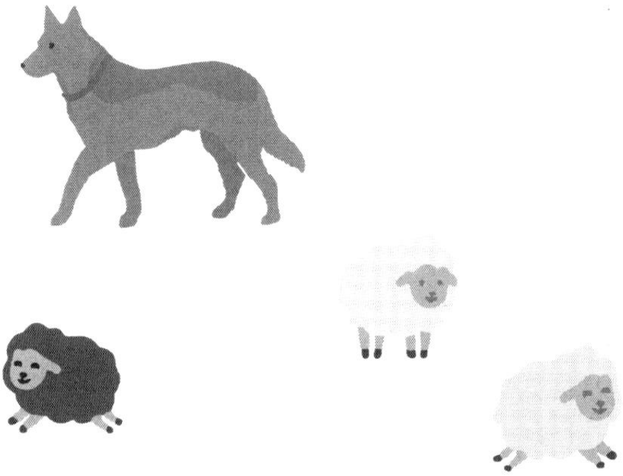

DIE VIER EBENEN IN DER PRAXIS

Alle vier Ebenen der leichten Führung sind wichtig, um außergewöhnliche Ergebnisse als Führungspersönlichkeit zu erzielen. Führe dir die vier Ebenen noch mal kurz vor Augen:

Persönliches Wachstum

Persönliche Führung

Führung von Menschen

Führung von Unternehmen

- Du führst deine innere Einstellung auf Ebene 1 mit dem Erfolgsjournal.
- Du führst dich selbst zum Erfolg auf Ebene 2 durch sehr gute Vorbereitung deiner Arbeit. So erreichst du deine Ziele und bist ein ideales Vorbild.
- Auf Ebene 3 führst du deine Mitarbeiter zur besten Version ihrer selbst, indem du mithilfe der richtigen Fragen führst.
- Mithilfe der 4. Ebene und einem taktvollen Rhythmus führst du sogar ganze Unternehmen zum Erfolg.

Doch wie fühlen sich diese Ebenen in der Praxis an? Ist es wirklich so leicht? In der Praxis ist es natürlich nicht immer so einfach. Zudem ist in der Praxis die Anwendung der idealen Methoden nicht immer zu erkennen. Führungspersönlichkeiten, die in den vier Ebenen gut ausgebildet sind, wenden die Methoden häufig instinktiv und aus Erfahrung an. Daher wirkt es nicht «besonders», wenn eine gute Führungspersönlichkeit ihren Job «einfach» gut macht.

Ab dem nächsten Kapitel folgen die Kurzgeschichten, die dir zeigen, wie Führung aussehen kann. Aus den Geschichten erhältst du direkt praktisch umsetzbare Tipps, um auf den vier Ebenen jeden Tag ein bisschen besser zu werden.

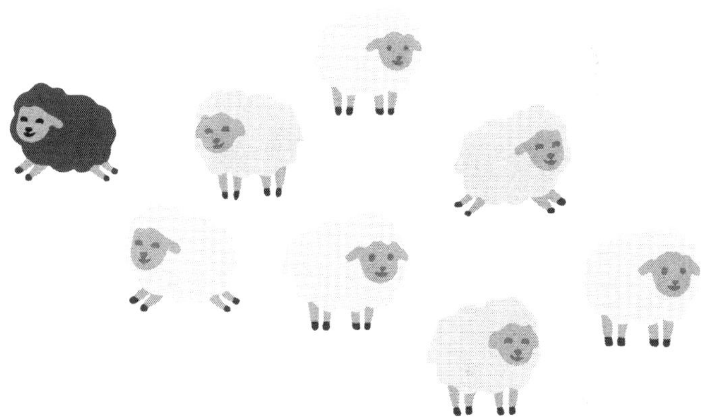

Kaninchen-babys haben fast das Internet gelöscht

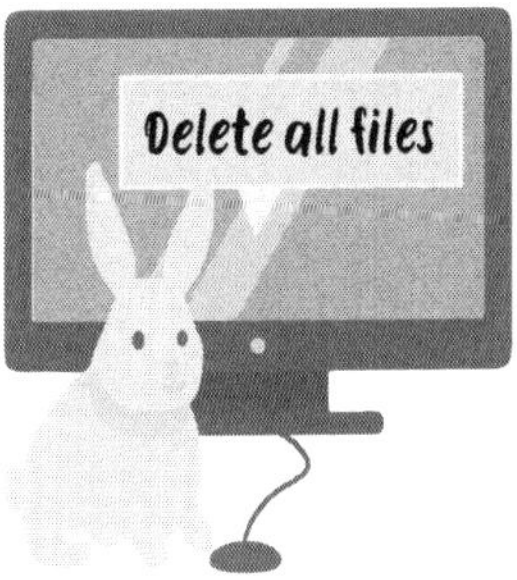

«So ein Mist!», ruft Martin. «Seit über zwei Stunden versucht der Server nun schon, die Mails zu versenden.»

«Wann wird das denn wieder gehen?», fragt Ralf ungeduldig.

«KEINE AHNUNG!», entgegnet Martin forsch. «Ich weiß nicht, wie lange der Server dafür noch braucht! Wer verschickt auch so große Anhänge?!»

«Wir müssen aber zeitnah wieder Mails senden und empfangen können», sagt Ralf ruhig, aber bestimmt.

«Das ist mir klar – ich kann aber nicht hexen oder zaubern. Ich gebe mein Bestes. Wenn du hier die ganze Zeit nachfragst, wie lange es noch dauert, wird es auch nicht schneller gehen», antwortet Martin leicht genervt von seinem Chef. Damit lässt Ralf Martin erst einmal in Ruhe und geht.

Ralf hat die Firma vor etwas mehr als drei Jahren gegründet. Aktuell läuft es sehr gut und alle stehen unter Strom. Viele Kundenanfragen, viele Projekte, viele neue Mitarbeiter, viele Herausforderungen. Doch seit etwas mehr als zwei Stunden kann niemand mehr im Unternehmen Mails versenden oder empfangen. Das ist insgesamt schon schlimm genug in der heutigen Zeit – für Ralf und sein Team ist es aber besonders hart, weil das Versenden von E-Mails ein Teil der Dienstleistung ist, die das Unternehmen anbietet. Ohne diese E-Mails wird also die Leistung nur unzureichend erbracht. Ralf weiß, dass das Vertrauen der Kunden darunter leiden wird. Im schlimmsten Fall wird es sogar Geld kosten. Die Firma läuft zwar gut, aber das verdiente Geld wird komplett in das Wachstum reinvestiert. Die Firma will und kann sich so einen Ausfall nicht leisten.

Ute beruhigt einen aufgebrachten Kunden am Telefon: «Ja … Ich verstehe … kann ich …» Immer wieder wird sie unterbrochen. «Ich kümmere mich darum. Ja. Danke.»
«Wieder einer, der sich beschwert hat?», fragt Kristoph seine Mitarbeiterin.
«Ja, und der war echt sauer. Die haben genau für heute eine besondere Aktion geplant. Wenn unser System jetzt nicht bald wieder geht, will der Kunde kündigen.»
«Immer diese IT-Systeme», beschwert sich Kristoph. «Ich hoffe, Martin und sein Team bekommen das schnell wieder zum Laufen, sonst dürfen sie hier den Job im Kundenservice machen.»

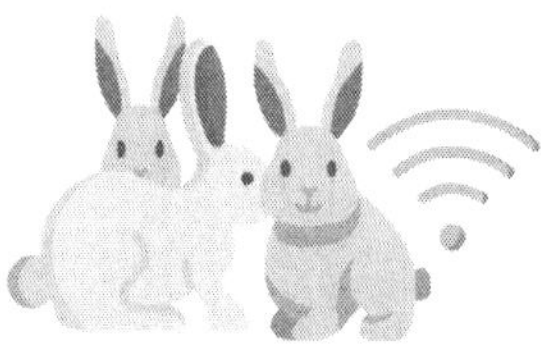

Kurze Zeit später klingelt Kristophs Telefon. Es ist Martin. «Hi Martin. Läuft das System wieder?» Dann hört Kristoph erst einmal zu. Sein Gesichtsausdruck wird angespannter. Er setzt sich hin.
«Echt?», fragt Kristoph. »Mist. Sorry. Was kann ich tun? … Okay, danke.»
«Was ist los?», fragt Ute, die sofort erkannt hat, dass das Telefonat nicht ideal verlaufen ist.
«Martin weiß jetzt, wieso der Server keine Mails mehr versenden kann», sagt Kristoph wesentlich ruhiger, als er normalerweise spricht.
«Das ist doch gut, oder?», fragt Ute zurück.
«Na ja …» Kristoph stottert fast. «Ich … also … ich habe heute Morgen eine Mail gesendet. Eigentlich nur an fünf Kollegen. Die ging aber scheinbar an alle Mitarbeiter und an unsere automatischen Postfächer.»
«Was bedeutet das?», fragt Ute neugierig nach.
«Die Mail selbst ist wohl eigentlich kein Problem. Aber ich hatte 14 Bilder in der Mail angehängt. Normalerweise ja auch kein Problem. Die Bilder waren aber sehr groß, weil ich sie

mit meiner neuen Kamera gemacht habe. Und sie gingen an mehrere hundert Kollegen und an viele automatische Postfächer. Scheinbar spielen die einzelnen Mailserver jetzt Pingpong mit den E-Mails. Und immer sind die großen Bilder mit dabei.» Kristoph ist in Schockstarre verfallen. Ute setzt sich zu ihm.

«Das konntest du doch nicht wissen. Das kann doch jedem mal passieren. Was hast du denn da verschickt?»

«Das ist ja das Oberpeinliche», antwortet Kristoph. «Wir haben Kaninchen zu Hause, die haben Nachwuchs bekommen. Die können wir natürlich nicht alle selbst behalten. Also hatte ich ein paar Kollegen gefragt, ob sie eins haben möchten. Sie waren interessiert an den flauschigen, süßen Kaninchenbabys. Deshalb wollten sie vorher ein paar Fotos sehen. Die habe ich heute Morgen verschickt und jetzt gehen die Bilder durch die ganzen Postfächer und legen die Firma lahm ...» Ute kann sich ein leichtes Schmunzeln nicht verkneifen. So kennt sie Kristoph gar nicht. Die flauschigen und süßen Kaninchenbabys passen eigentlich gar nicht zu ihrem Vorgesetzten.

«Die Babys sind bestimmt wirklich süß. Mach dir keinen Kopf. Martin bekommt das wieder hin – und am Ende lachen wir darüber, dass wenigstens was Superflauschiges für den Stillstand verantwortlich war. Ich wette, die Kaninchenbabys bekommst du auf jeden Fall gut weg. Die sind jetzt Stars», sagt Ute fröhlich, um Kristoph aufzuheitern.

«Danke», sagt Kristoph ruhig. In Gedanken sieht er schon seine Kündigung vor sich.

Ein paar Stunden später kommen wieder neue Nachrichten in Kristophs Postfach an. Auch bei Ute gehen wieder E-Mails ein. Jetzt sieht sie auch die Kaninchenbabys in ihrem Posteingang.

«Es geht wieder», sagt sie fröhlich zu Kristoph, «und ich habe die Kaninchenbabys gesehen. Ist davon noch eins da? Meine

Kids würden sich sicherlich sehr über ein solch berühmtes Kaninchen freuen.»
«Puuh, endlich», sagt Kristoph erleichtert. «Ja, die sind noch da. Ich reservier eins für euch.»

Ralfs Unternehmen hat den Vorfall mit den E-Mails überlebt. Es hat kein Geld gekostet und das Vertrauen zu den Kunden wurde ebenfalls aufrechterhalten. Auch dank des guten Kundenservice von Kristoph und seinem Team. Die Kaninchenbabys haben alle ein schönes neues Zuhause gefunden und Kristoph durfte seinen Job auch behalten.

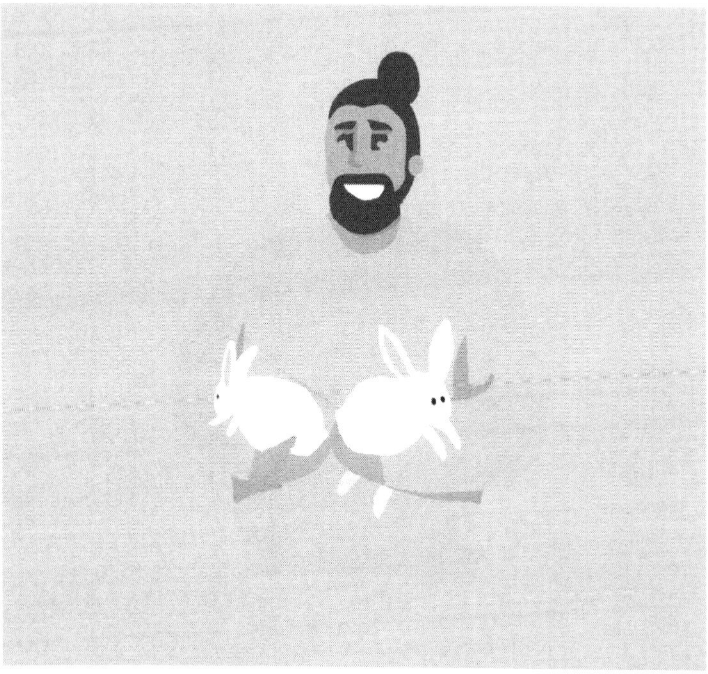

Also Ende gut, alles gut?

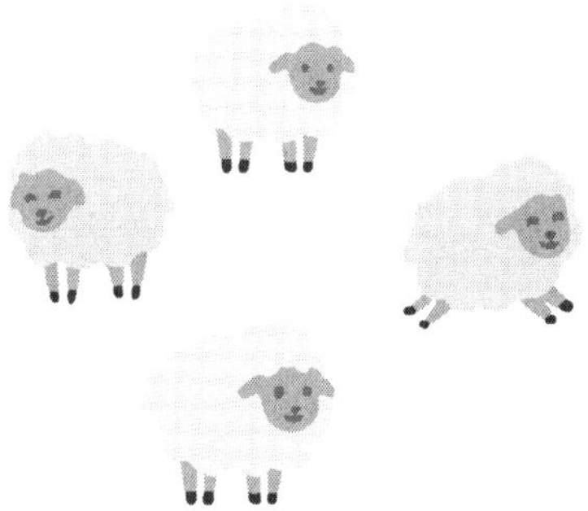

E-Mails wie beim Militär für klare und einfache Kommunikation

Weltweit nutzen etwa 4,15 Milliarden Menschen E-Mails zur Kommunikation (Stand 2021). Insbesondere für Führungskräfte sind E-Mails eines der wichtigsten Kommunikationsmedien. Daneben gibt es noch Telefonate, Messengerdienste, Videocalls und persönliche Treffen.
Genauso häufig, wie wir E-Mails schreiben, lesen wir diese auch. Wie viele hast du dabei schon gesehen, die irgendwie unnötig oder zu lang waren? Stell dir vor, dass du zum Schreiben einer ausführlichen und wichtigen E-Mail 14–23 Minuten benötigst. Diese möchtest du jetzt an sieben Empfänger verschicken. Was glaubst du, wie viel Zeit die Empfänger benötigen, um diese zu lesen, zu verstehen und möglicherweise zu handeln? Häufig ähnlich viel Zeit, nur eben multipliziert mit der Anzahl der Empfänger.
Ganz oft senden wir völlig achtlos viel zu lange E-Mails an viel zu viele Kollegen. Teilweise führen diese sogar zu Verwirrungen. Hast du auch schon mal eine Nachricht bekommen, die dich eher verwirrt hat, als dass sie dir geholfen hat? Unachtsames Versenden von E-Mails erscheint uns im Arbeitsalltag als Kavaliersdelikt. Ich denke aber, dass es schwer nachteilig für die Effizienz, die Effektivität und den Fokus des gesamten Unternehmens ist, wenn die E-Mail-Kultur zu stark ausufert und zu viel Raum einnimmt. Die wenigsten Unternehmen verdienen Geld damit, E-Mails zu schreiben oder zu lesen. Also sollte diese Tätigkeit auch auf ein Minimum der Arbeitszeit beschränkt werden.

Was kannst du konkret tun?

Im Militär gibt es eine Methode, die sich **BLUF (Bottom Line Up Front)** nennt. Das bedeutet, dass das Fazit am Anfang steht. Bei jeder E-Mail steht also der Zweck der Nachricht vor dem eigentlichen Text. Sie ist kein Roman oder Sachbuch. Es ist nicht nötig, bis zum Ende Spannung aufzubauen. Wichtiger als die Länge einer Nachricht – die größtenteils vom Thema abhängt – ist, dass der Leser das Wesentliche versteht, und zwar schnell.

Ein solches Fazit kann wie folgt aussehen:

> **<<Diese E-Mail geht an alle Vertriebsleiter in Nordamerika. Sie erläutert das neue, cloudbasierte Vertriebssystem, welches das Unternehmen im vierten Quartal implementieren möchte.>>**

In zwei Sätzen weiß der Leser, warum er diese Nachricht erhält und worum es in der E-Mail geht. Er kann entscheiden, ob er sie jetzt lesen will oder ob er sie später liest (hoffentlich vor dem vierten Quartal).

Das Fazit sollte in fetter Schrift hervorgehoben werden und die folgenden Fragen in ein oder zwei Sätzen beantworten:

- Warum erhalte ich diese E-Mail?
- Welche Informationen enthält sie?
- Welche wichtigen Termine oder Fristen muss ich wissen?

Das Militär hat sich intensiv mit der Frage beschäftigt, wie man effektiv schreiben kann. Dabei wurde festgestellt, dass das größte Problem darin besteht, dass es nicht gelingt, eine Botschaft schnell zu vermitteln. Da viele Menschen den Hauptpunkt in einer langen E-Mail vergraben, ist BLUF ein Rahmen, der den Verfasser dazu zwingt, mit einer klaren und präzisen Idee zu beginnen.

Wirksame Texte sind leicht und schnell zu verstehen. Frustriere deine Leser nicht, indem du das Wichtigste verbirgst. Bringe das Wesentliche zu Beginn auf den Punkt und deine Leser werden es zu schätzen wissen.

Manchmal kann es bei Anwendung des BLUF vorkommen, dass du gar nicht viel mehr als die beiden Sätze benötigst. So sparst du nicht nur die Zeit der Leser deiner Mitteilung, sondern auch deine eigene.

Neben der Optimierung deiner E-Mail-Inhalte ist ein zweiter Punkt sehr wichtig: **der Empfängerkreis.** Kristoph hat aus Versehen seine Kaninchenfotos an die gesamte Belegschaft und sogar an die automatischen Postfächer gesendet. Er hat den Empfängerkreis also sicher nicht nochmals geprüft. Es geht dabei gar nicht unbedingt immer nur darum, Empfänger zu finden, die die Nachricht gar nicht erhalten sollen, weil ein Fehler passiert ist. Es geht vorrangig darum, zu prüfen, ob die Empfänger diese wirklich brauchen.

Bevor du also eine E-Mail versendest, halte kurz inne und überlege, ob der Empfängerkreis wirklich zwingend notwendig ist. Meistens kann der Empfängerkreis nach kurzer Überlegung um ein bis zwei Personen reduziert werden. Geh hier als gutes Beispiel und gute Führungspersönlichkeit voran. Wenn du das dann zusätzlich noch in deinem Team etablierst und dein Team dabei unterstützt, spart ihr im gesamten Team eine ganze Menge Zeit ein. Diese gewonnene Zeit wird dann hoffentlich nicht für weitere E-Mails eingesetzt.

Mit Effizienz kinderleicht Beziehungen vernichten

Pünktlich auf die Minute kommt Alexander zum Treffpunkt. Es ist Meisterschaftsspiel seiner Fußballmannschaft. Das Team liegt im guten Mittelfeld. Da wollen sie auch gern bleiben. Alexander war noch nie zu spät beim Training und erst recht nicht beim Spiel. Er plant alles immer ganz genau und teilweise minutiös ein. Alle Effizienz-Bücher, die es gibt, hat er schon gelesen. «Für seine 19 Jahre schon ganz schön professionell», denken manche seiner Mitspieler, weil sie oft ein wenig neidisch auf Alexander sind. Neben dem Fußball spielt er auch noch sehr gern Gitarre und nimmt regelmäßig Unterricht. Das alles neben Abi und Freizeit unter einen Hut zu bekommen, ist nicht immer leicht. Bei Alexander sieht es aber immer einfach aus. Für sein Alter ist er in den meisten Lebensbereichen ein Überflieger.
Seine Aufgaben für die Schule liefert er immer pünktlich. Er ist mit den meisten Aufgaben sogar häufig schneller als seine Mitschüler. Gitarre spielt er schon richtig gut und auch im Fußball ist er einer der Leistungsträger. Seit zwei Jahren hat er sogar eine Freundin und zu Hause scheint auch alles gut zu laufen. Alexander hat den Anspruch an sich selbst, seine Zeit niemals zu verschwenden. Daher plant er alles genau ein. Und das Wichtigste: Er hält sich an den Plan!
Ein typischer Tag für Alex sieht so aus:

- 7:45–13:35 Uhr: Schule
- 14:15 Uhr: Mittagessen zu Hause, danach Hausaufgaben
- 15:30 Uhr: Abfahrt zum Fußballtraining
- 19:15 Uhr: Abfahrt zum Gitarrenunterricht
- 21:00 Uhr: Treffen mit seiner Freundin Sabine

Und jeder Tag ist so gut durchgetaktet, dass er keine Zeit verschwendet. Diese kann er nämlich nicht zurückgewinnen. Zeit ist für ihn wie eine Währung, die für ihn persönlich nur weniger – aber nie mehr – wird.

In letzter Zeit ist sich Alexander bei seiner Freundin Sabine nicht mehr sicher, ob es wirklich langfristig passt. Schnelle Entscheidungen sind ebenfalls wichtig für hohe Effizienz, also fasst Alexander den Entschluss, die Beziehung mit Sabine zu beenden.
Für dieses Vorhaben plant Alexander am nächsten Donnerstag 15 Minuten zwischen Schulende und Fußballtraining ein. Er möchte Sabine anrufen und ihr mitteilen, dass es nicht mehr passt und er die Beziehung beendet.

Als die Zeit gekommen ist, ruft er Sabine an. Nach kurzem Small Talk sagt Alexander ihr, dass die Beziehung für ihn nicht mehr passt und er beschlossen hat, diese zu beenden. Sabine versteht die Welt nicht mehr und möchte Alexanders Entscheidung zumindest auf den Grund gehen. Sie möchte nachvollziehen, wieso.
«Warum möchtest du uns jetzt einfach wegwerfen?», fragt sie Alexander traurig. Ihr kommen fast die Tränen, weil sie dachte, dass die Beziehung noch ewig halten würde. «Was habe ich falsch gemacht?», unterbricht sie ihn immer wieder. Alexander sieht auf die Uhr und sein Zeitplan gerät ins Wanken. Die beiden telefonieren schon 16 Minuten – und Alexander muss los zum Training. Sabine lässt ihm aber kaum Raum für Antworten, weil sie so aufgewühlt ist. Sie möchte außerdem das Gespräch nicht beenden, weil sie Alexander dann «verloren» hätte. Also tut sie alles dafür, dass das Gespräch weitergeführt wird. Nur so hat sie noch eine Chance, die für sie wichtige Klarheit zu erhalten. Alexander stockt und stottert bei seinen Argumentationen. Auf diese Fragen war er nicht vorbereitet. Er möchte aber auch nicht einfach auflegen. Er mag Sabine doch immer noch. «Warum muss das so kompliziert sein?», denkt er leicht genervt.

Das Telefonat dauert am Ende fast 1,5 Stunden und Alexander geht an diesem Nachmittag das erste Mal nicht zum

Fußballtraining. Er hat ohne Absage gefehlt. Seine Mitspieler haben sich schon Sorgen gemacht und ihm einige Nachrichten geschickt.

Sabine war hartnäckig. Ihre Beziehung wurde an diesem Tag dann doch nicht beendet. Alexander konnte die Fragen von Sabine nicht adäquat beantworten. Nun ist er aber auch noch sauer auf sich selbst und seinen Zeitplan.
«Wieso musste das Gespräch so lange dauern?», fragt er sich selbst. «Ich hatte das doch genau geplant und es dann trotzdem nicht zum Training geschafft.» Er entschuldigt sich bei seinen Mannschaftskollegen und versichert, dass das nie wieder vorkomme.
Einige Wochen später war die Beziehung dann – nichtsdestotrotz – beendet und Alexander ist wieder pünktlich zu allen Terminen erschienen. Vermutlich bis zum nächsten wichtigen Gespräch mit einer besonderen Person.

SEI EFFIZIENT NUR IN BEZUG AUF DINGE

In Bezug auf Dinge kannst du gern effizient sein. Du kannst – und solltest – etwas effizient erledigen. Du kannst deinen Tag effizient planen, deine Zeit effizient einteilen und du bist sogar verantwortlich dafür, deine Aktivitäten effizient zu gestalten, um einen möglichst hohen Nutzwert für deine Umgebung zu haben.

ABER!

In Bezug auf Menschen sei bitte **NIE** effizient. In Bezug auf Menschen kannst du gern effektiv sein, aber eben nicht effizient. In einem Gespräch mit einem Freund, einem Mitarbeiter, deinem Partner ist Effizienz nicht das wichtigste Ziel. Hier geht es höchstens um Effektivität. Wenn du mit Menschen interagierst, hast du immer mit Emotionen, Bedürfnissen und Meinungen zu tun. Diese wirst du nur sehr schwer immer effizient steuern können.

EFFIZIENT ODER EFFEKTIV?

Effizienz bedeutet, etwas besonders schnell und mit möglichst wenig Aufwand zu tun. Effektiv bedeutet, etwas zu tun, was dich auch deinem Ziel näher bringt. Was also einen Effekt auf die Zielerreichung hat.

Du kannst einen Brief an einen möglichen Kunden schicken, um ihn auf dein Angebot aufmerksam zu machen, oder du nutzt eine E-Mail, um effizienter dabei zu sein. Wenn der potenzielle Kunde aber gar nicht an deiner Lösung interessiert ist, sind Brief und E-Mail ineffektiv, weil beide nichts bringen.

Merksatz: Effektivität ist, DAS RICHTIGE zu tun, und Effizienz ist, die Dinge RICHTIG zu tun.

Effektivität ist hier dann das richtige «Werkzeug». Du musst die richtigen Fragen stellen, die richtigen Dinge sagen und die richtigen Dinge verstehen, um deine oder gemeinsame Ziele eines Gesprächs mit einem Menschen zu erreichen. Oder hast du schon einmal ein hochwertiges Verkaufsgespräch gehört, das etwa so abläuft:

- «Möchtest du mein Produkt für 1.797,– EUR kaufen? Es wird dir wirklich weiterhelfen.»
- «Ja, gern.»
- «Bitte.»
- «Danke.»

Ich schätze, eher nicht.

Beim Bäcker sechs Brötchen und zwei Croissants kaufen, ist kein Verkauf. Das ist einfach ein Verteilen bzw. Abholen von Waren. Daher sind diese Gespräche dem obigen sehr ähnlich. Sie sind eben keine Verkaufsgespräche und daher nicht vergleichbar.

Bei einem Verkaufsgespräch werden die Bedürfnisse des Kunden zuerst ergründet. Wir wollen seine Ziele und Wünsche kennenlernen. Dann werden die Bedürfnisse gefestigt.

Wichtig ist aber hier schon zu Beginn, dass der Kunde Vertrauen zum Verkäufer aufbauen kann. Wenn dieses Vertrauen nicht aufgebaut wird, kommt ein Geschäft wahrscheinlich nicht zustande.
Später lernt der Kunde das Produkt kennen. Er stellt weitere Fragen und informiert sich. Dann wollen wir ihn davon überzeugen, dass er durch unser Produkt seine Ziele und Wünsche befriedigen kann. Wenn dann ein Angebot erstellt wurde, wird vielleicht darüber verhandelt.

Wie du siehst, besteht ein solches Vorhaben aus vielen Gesprächen. Es kann unterschiedlich lange dauern und auf verschiedenen Ebenen erfolgreich oder erfolglos beendet werden. In manchen Branchen gibt es Verkaufsprozesse, die viele Monate bis hin zu einigen Jahren dauern. Hier kommt es nicht auf Effizienz an, hier zählt vor allem die Effektivität.

Wenn du also effizient sein möchtest, dann sei das immer in Bezug auf deine eigenen Tätigkeiten. Achte im Austausch mit anderen Menschen aber mehr auf die Effektivität und weniger auf die Effizienz. Das hilft dir nicht nur in Führung und Verkauf, sondern kann auch privat sehr nützlich sein.

RAPHAEL KNALLT DIE SICHERUNG DURCH

«JEDER, DER SICH SONST NOCH ANS BEIN GEPISST FÜHLT, DARF GERN KURZ VOR DIE TÜR GEHEN, SICH DIE SOCKEN TROCKNEN UND DANN WIEDER REINKOMMEN!!!», brüllte er. Er war sauer. Stinksauer.

Raphael hatte innerhalb von drei Monaten einige neue Produkte mit seinem Team entwickelt und dabei die bisherigen – etwas in die Jahre gekommenen – Vorgehensweisen im Unternehmen einfach ignoriert. Er hat es geschafft, die Ideen seiner Mitarbeiter Wirklichkeit werden zu lassen. Geschickt hatte er die Ressourcen zugeteilt, damit laufende Kundenprojekte niemals in Gefahr waren und es dennoch Innovation geben konnte. Nicht ohne Grund war er Abteilungsleiter geworden – er schaffte so etwas. Glückliche Kunden und gleichzeitig Weiterentwicklung innerhalb der eigenen Produktpalette. Darauf war er sehr stolz.

Seine mehr als 20 Mitarbeiter waren glücklich. Sie waren zufrieden, dass sie einige ihrer eigenen Ideen selbstständig umsetzen durften. Die Präsentation der Ergebnisse hatte Raphael auch seinen Mitarbeitern überlassen.

«Es war eure Idee, ihr habt es umgesetzt, dann dürft ihr es auch präsentieren. Ich begleite euch und stehe zur Verfügung, wenn Fragen aufkommen», hatte er zu Christian und Lisa gesagt.

Nun war der Tag gekommen, an dem die beiden ihre Entwicklungen den anderen Fach- und Produktabteilungen vorstellen durften. Sie waren nervös. Als Softwareentwickler steht man eher selten vor 14 anderen Menschen, um seine eigenen Lösungen vorzustellen. Raphael sprach ihnen Mut zu und versicherte, dass niemand in dem Raum sie fressen würde.

Die Präsentation lief sehr gut. Technisch funktionierte alles wie erwartet. Es war sogar ein Bereichsleiter der Einladung gefolgt – und er sah durchaus zufrieden und überzeugt aus, als Christian und Lisa ihre Umsetzung der neuen Ideen präsentierten. Erste fachliche Fragen konnten sie schnell und kompetent beantworten.

«Dieser Termin könnte ein Hauptgewinn für uns und die Firma sein», dachte Raphael sich während der Vorstellung seiner Schützlinge.

Bis ein anderer Abteilungsleiter das Wort ergriff und nicht die Ideen und die Umsetzung verstehen, sondern nur hinterfragen wollte, wie es denn sein konnte, dass Raphaels Abteilung Zeit hatte, Innovationen umzusetzen. Andere Abteilungen warteten auf Umsetzungen und hier wurde an etwas Neuem gearbeitet?

«Wieso wurden die Fachabteilungen denn nicht in diese Entwicklung involviert?», fragte Matthias forsch. Christian und Lisa waren etwas überrumpelt von dem scharfen Ton in den aufkommenden Fragen. Sie hatten sich gefreut, ihre Ideen umsetzen zu dürfen. Sie hatten natürlich nicht hinterfragt, ob es grundsätzlich in Ordnung wäre. Das war mit ihrem Vorgesetzten Raphael abgestimmt. Er schaltete sich sofort ein und stellte sich schützend vor seine Mitarbeiter: «Wir haben keine Kundenprojekte vernachlässigt oder Zeiten nicht eingehalten.»

«Wenn wir gewusst hätten, dass ihr noch mehr Zeit habt, hätten wir noch mehr Aufträge platziert», entgegnete Matthias. «Wenn hier jeder einfach so für sich an Projekten arbeiten würde, auf die er Lust hat, bräuchten wir gar nichts mehr zu planen!», sagte er scharf in Raphaels Richtung.

Das war zu viel. Binnen weniger Sekunden brodelte es in Raphael auf. Er hatte sich ins Zeug gelegt, um die Innovationen nicht nur in der Theorie, sondern sogar in der Praxis vorstellen zu können. Er und seine Mitarbeiter hatten mehr geleistet, als notwendig gewesen wäre. Überstunden in den letzten Wochen wurden von allen Beteiligten ignoriert.

«War doch unsere Idee und die soll dann auch funktionieren, wenn wir sie vorstellen», hatte Lisa zu ihm bei einem Mittagessen gesagt. Raphael war es gelungen, eine Mentalität und

ein Umfeld zu schaffen, in dem die Mitarbeiter überdurchschnittlich gern arbeiteten. Sie arbeiteten an Dingen, die sie interessierten, und an Projekten, die sie begeisterten, und jetzt kommt Matthias und will diese gesamte Vorgehensweise kaputtreden?! Auf gar keinen Fall. Raphael kochte vor Wut und erhob seine Stimme so laut, wie er es in den acht Jahren zuvor in diesem Unternehmen noch niemals getan hatte:
«DU FÜHLST DICH ALSO ANGEPISST? SCHADE! JEDER, DER SICH SONST NOCH ANS BEIN GEPISST FÜHLT, DARF GERN KURZ VOR DIE TÜR GEHEN, SICH DIE SOCKEN TROCKNEN UND DANN WIEDER REINKOMMEN!!! DANN KÖNNEN WIR WEITERMACHEN!»
Von jetzt auf gleich war es in dem Besprechungsraum ruhig geworden. Im Hintergrund summte nur der Lüfter des Beamers, der immer noch die letzte Seite der Präsentation von Christian und Lisa an die weiß gestrichene Wand warf. 16 Menschen im Raum starrten ungläubig in Raphaels Richtung. Er selbst war auch still geworden. Nach 60 unendlich lang wirkenden Sekunden beendete Raphael die Besprechung nüchtern und trocken: «Wer noch Fragen hat, darf gern im Anschluss auf uns zukommen. Danke für eure Zeit.»
Alle Teilnehmer gingen mit sichtlich gedrückter Stimmung aus dem Besprechungsraum wieder an ihre Arbeitsplätze. Jedoch verlor nie wieder einer der Anwesenden ein Wort über diesen Termin. Die innovativen Ideen, die Präsentation, der Erfinder- und Schöpfergeist von Christian und Lisa wurden gemeinsam mit diesem emotionalen Vulkanausbruch beerdigt.
Raphael war zufrieden. Er hatte seine Mitarbeiter vor den Querulanten, die so viel Ahnung von Innovationen zu haben schienen wie eine Kuh von Erotik, beschützt. Er hatte sein Vorgehen und das Vorgehen seiner Mitarbeiter verteidigt. Und er hatte allen Anwesenden gezeigt, dass man sich besser nicht mit ihm anlegen sollte. Das Adrenalin, das durch

seinen Körper floss, unterstützte ihn bei seiner Wahrnehmung. Er ging heute als Sieger nach Hause, so viel war sicher.

Raphael konnte diesen Nachmittag nicht vergessen. Wochen später noch dachte er darüber nach, was eigentlich das Ziel der Präsentation gewesen war. Er fragte sich selbst, ob das Ziel erreicht wurde, und musste das fairerweise verneinen. «Was hätte ich stattdessen tun können?», fragte er sich immer wieder. Meistens kam er zu dem Schluss, dass Matthias das Problem war. Er müsste offener sein für die innovativen Ideen anderer. Er hat ja nicht die Weisheit mit Löffeln gefressen. «Ich habe alles richtig gemacht.» Mit diesen Worten beruhigte er sich immer wieder.

Sein direkter Vorgesetzter gab ihm später ein gezieltes Feedback zu der Situation, weil diese Art der Eskalation im Unternehmen sehr kritisch gesehen wurde. Er sagte: «Deine Reaktion war nicht ideal, das weißt du selbst. Denk bitte darüber nach, wie du die Situation hättest verhindern können. Du hättest die anderen Beteiligten – besonders Matthias – frühzeitig informieren und involvieren können. Wenn du die anderen von Beginn an für dein Vorhaben begeistern kannst oder sie zumindest davon wissen, werden sie sich später auch nicht überrumpelt fühlen. Je mehr Transparenz du bietest, desto weniger Gegenwind wirst du erhalten.»

Erst mehrere Monate später und nach vielen Gesprächen mit Kollegen, Familie und guten Freunden wurde Raphael klar, was dort an diesem sonnigen Nachmittag im Besprechungsraum wirklich geschehen war. Er hatte emotional reagiert. Unüberlegt. Er hatte sehr wohl die Chance gehabt, die Situation nicht eskalieren zu lassen, indem er noch mehr Öl ins Feuer goss. Er hätte beruhigen können: «Ich verstehe die Fragen, lasst uns doch hier jetzt erst mal die Innovationen von Christian und Lisa gemeinsam optimieren und über das

Vorgehen später und separat sprechen.» Er hätte Verständnis zeigen können: «Das war mir nicht klar.» Er hätte sich entschuldigen können: «Sorry, dass ich euch nicht einbezogen habe.» Leider hatte er in diesem Augenblick, als es passierte, diese Klarheit nicht. Er hatte das Bewusstsein dafür nicht. Er nutzte die emotionale und einfachste Möglichkeit, die zur Verfügung stand: «verteidigende Wut!»

VERGRÖSSERE DEINEN REAKTIONS-RAUM

Stell dir jetzt einen Raum vor. Er ist so groß, dass du mit Leichtigkeit einen Schritt in jede Richtung bis zur Wand machen kannst. Vor dir ist eine Art Ausgabeschalter. Im Sekundentakt werden dort kleinere oder größere Bestellungen aufgegeben. Das alles sind die Dinge, die in deinem Leben passieren. Auf diesen Bestellzetteln steht z. B.:

- Ein Vogel hat dir auf den frisch gewaschenen Mantel geschissen, als du gerade auf dem Weg zu einem wichtigen Vorstellungsgespräch bist.
- Du läufst zum wiederholten Mal mit dem Schienbein gegen die offene Spülmaschinentür und spürst den brennenden Schmerz.
- Du hast einen langjährigen Kunden an einen Konkurrenten verloren, den du wirklich nicht leiden kannst.
- Du hast 50 Euro verloren, von denen du eigentlich ein Geschenk für deine Mutter kaufen wolltest.
- Dein Lieblingssportverein verliert das wichtigste Spiel der Saison.
- Du stolperst auf dem Weg zu einem besonderen Kundentermin und brichst dir dabei unglücklich das Bein.
- Dein Kunde beschwert sich über dein Produkt.
- Einer deiner Mitarbeiter liefert richtig schlechte Leistung ab.
- Jemand greift unterschwellig deine Leistungsfähigkeit und deine Entscheidungen an.

Wenn die Bestellungen reinkommen, hast du pro Bestellung nur ein gewisses Zeitfenster, bis die Bestellung bearbeitet und die Reaktion (Ware) am Schalter ausgegeben werden muss. Dieses Zeitfenster ist manchmal sehr groß und kann sogar Tage oder Wochen umfassen. In der Regel jedoch ist das Zeitfenster für eine Reaktion auf die Bestellung nur der

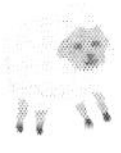

Bruchteil einer Sekunde. Wenn du also in dem Raum stehst, suchst du im Sekundentakt die Antworten auf die Ereignisse um dich herum und gibst diese nach draußen. Wenn dein Raum jetzt nur 2x2 Meter groß ist, wie viele Antworten und Möglichkeiten passen dort hinein?

Bevor du Bestellungen in extrem hoher Schlagzahl bearbeitest, versuche, aktiv an der Qualität der Reaktionen zu arbeiten. Das führt ganz sicher dazu, dass du zu Beginn weniger Reaktionen in gleicher Zeit ausliefern kannst. Langfristig wirst du dadurch aber einen wesentlichen Unterschied in der Qualität deiner Antworten feststellen.

Vergrößere deinen eigenen Reaktionsraum also durch aktives Abbremsen, Nachdenken und Reflektieren. Am einfachsten ist es, wenn du mit der Reflexion beginnst.

- **Tipp 1:** Reflektiere einmal pro Woche die wichtigsten Termine und Gespräche. Analysiere mögliche Fehler in den Reaktionen und leite ab, was du in Zukunft in ähnlichen Situationen anders machen möchtest. Du machst also regelmäßig Inventur in deinem Reaktionsraum!
  Für typische und wiederkehrende Fehler nimmst du dir dann in den nächsten zwei bis vier Wochen vor, anders zu reagieren. Stell dir die Situation noch einmal bildlich vor und sprich die optimierte Version deiner Reaktion wirklich laut aus. Dadurch stellst du bildlich gesprochen diese neue Reaktion physikalisch in deinen Reaktionsraum. Du wirst merken, dass du am Anfang immer noch aus der Gewohnheit heraus die alte Reaktion über den Schalter rausgeben möchtest. Dagegen hilft:

- **Tipp 2:** Bevor du vorschnell reagierst und die erstbeste Reaktion ausgibst, halte kurz inne, zähle bis drei und überlege danach, welche Reaktion du eigentlich anwenden möchtest. Sieh dir diese Reaktion genau an. Stell dir den Karton vor, den du über die Bestellausgabe übergeben möchtest. Ist das die beste Antwort auf die Bestellung? Oder hast du vielleicht noch etwas Besseres auf Lager? Nach kurzem Überlegen kannst du die Reaktion noch austauschen und dich für die bessere Antwort entscheiden und diese als Erstes wählen.
  In der Praxis ist hilfreich, wenn du in einer solchen Situation z. B. sagst: «Ich nehme mir etwas Zeit, um über das nachzudenken, was hier gerade passiert.»

Wenn du beide Tipps konsequent anwendest, wirst du nach wenigen Wochen (manchmal schon nach wenigen Tagen) merken, dass sich die Qualität deiner Antworten stark optimiert hat. Vielleicht wird dich sogar jemand in deinem Umfeld darauf ansprechen oder dir ein Lob aussprechen für deine optimale Reaktion auf eine Situation.

Und jetzt stell dir deinen Reaktionsraum wieder vor. Nicht nur ein Schritt bis zu jeder Wand, sondern locker schon zwei bis drei Schritte bis zu jeder Wand. Hinter dir steht ein ganzes Regal mit neu entwickelten Antworten und Reaktionen auf mögliche Bestellungen. Kommt eine Bestellung rein, liegen die optimierten Antworten direkt griffbereit und die alten – emotionalen und weniger konstruktiven – Reaktionen liegen in einer alten Pappschachtel ganz unten auf dem Boden mit einer leichten Staubschicht darauf. Sie gehören immer noch zu dir. Aber irgendwann wirst du sie eher in alten Geschichten erzählen. Geschichten über eine alte und weniger optimierte Version von dir selbst.

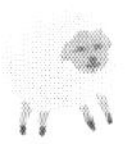

Ein wirklich mieser Tag

Eigentlich sollte der Tag perfekt werden. Jetzt ist Thomas viel zu spät mit dem Taxi von der Arbeit nach Hause gekommen. Das gemeinsame Abendessen mit der Familie hat er verpasst, die Kinder schlafen schon tief und fest. Seine Frau Silke ist auch genervt von dem Tag. Beide hatten sich den Abend anders vorgestellt. Der sechste Hochzeitstag sollte mindestens das gemeinsame Familienabendessen beinhalten. Und danach wollten Silke und Thomas eine Flasche von ihrem Lieblingswein öffnen und einen gemütlichen Abend in Zweisamkeit genießen. Jetzt ist alles durch, Silke ist genervt, Thomas gestresst und bisher hat nichts auch nur annähernd funktioniert.

Aber kurz zurück zum Anfang, 13 Stunden zuvor: Um 6:30 Uhr klingelt der Wecker. Thomas und Silke stehen gemeinsam auf, weil die Kurzen auch entsprechend früh auf sind und versorgt werden müssen. Nach der Dusche geht Thomas zurück ins Schlafzimmer, schüttelt Decken und Kissen auf und legt alles sauber aufs Bett. Er nimmt die mintfarbene Tagesdecke und legt sie ordentlich auf das große Boxspringbett, das sich Silke und Thomas vor zwei Jahren gegönnt haben. Er streicht die Decke noch schön glatt und zieht die Ecken straff. «So sieht es perfekt aus», denkt er, als er das Schlafzimmer verlässt. Früher hat Thomas sein Bett nicht gemacht, weil es doch eigentlich Zeitverschwendung ist. «Das Bett machen, obwohl es tagsüber niemand sieht und ich mich abends so oder so wieder reinlege?» Das lohnt sich nicht, hat er immer gedacht. Irgendwann hat er aber einen Vortrag gehört, bei dem jemand meinte, dass es sinnvoll sei, sein Bett zu machen. Ganz verstanden hat Thomas das nicht - aber er hat es probiert. Und seitdem findet er es ganz gut und ist dabei geblieben.
Gegen 7:30 Uhr macht Thomas sich auf den Weg ins Büro. Normalerweise braucht er für die gut 18 km lange Strecke etwas mehr als 20 Minuten. Heute hat es einen komplizierten

Unfall gegeben. Ein Laster hat seine Ladung verloren. Die Autobahn ist dadurch gesperrt, die umliegenden Ausweichmöglichkeiten sind schon längst überlastet. «Das kann ja heiter werden», denkt Thomas, als er von der Autobahn wieder abfährt, um einen alternativen Weg ins Büro zu nehmen. Um 8:30 Uhr hat er einen Termin mit einem wichtigen Kunden. Zu diesem sollte er es auf jeden Fall schaffen. Dieser Termin könnte die Erreichung der Jahresziele maßgeblich positiv beeinflussen. Daher ist er gut vorbereitet auf den Termin.
Die Ausweichstrecke ist komplett zu. Thomas quält sich mit Stop-and-go von einer Ampel zur nächsten und das Stresslevel steigt von Minute zu Minute. Der wiederholt wechselnde Blick zwischen Uhr und Straßenverkehr macht die Situation nicht besser. Es ist mittlerweile schon 8:15 Uhr. Bei normalem Verkehr wäre es bis 8:30 Uhr möglich, aber so wie es aktuell ist, keine Chance.
«So eine SCHEISSE!», schreit Thomas. Er klopft wütend zweimal auf sein Lenkrad und holt sein Handy aus der Tasche. «Jetzt muss ich im Büro anrufen und Bescheid geben, dass ich später komme und jemand meinen Kunden in Empfang nehmen muss! Wieso muss ausgerechnet heute dieser blöde Laster seine Ladung auf MEINER Autobahn verlieren!?»

Um genau 8:52 Uhr kommt Thomas ins Büro. Seinen Vorgesetzten trifft er direkt auf dem Flur des kleinen Bürogebäudes. «Guten Morgen, Thomas. Der Kunde war sogar etwas zu früh dran. Julian hat ihn in Empfang genommen und sie sind direkt in den Termin gestartet. Komm also ruhig erst mal an und lass Julian das machen.»
«WAS?!», denkt sich Thomas, «Julian? Dieser Pfosten?!»... «Alles klar», sagt er hingegen laut und leicht genervt zu seinem Chef.

Thomas geht in sein Büro und ist stinksauer. «Ich habe alles für diesen wichtigen Kundentermin vorbereitet und jetzt darf

Julian die Lorbeeren ernten? So ein Mist! Dieser verdammte Lkw!» Stark demotiviert startet er mit einem Kaffee in den Tag und versucht, das Beste daraus zu machen. Kurz vor Mittag kommt Julian in sein Büro. «Mahlzeit, Thomas, auch endlich da?», sagt er mit einem hämischen Lächeln im Gesicht. Thomas würde ihm am liebsten das Lächeln aus dem Gesicht schlagen, aber er beherrscht sich und bleibt professionell: «Hi, Julian, freut mich auch, dich zu sehen. Wie war der Termin?»

«Spitze», sagt Julian. «Der Vertrag mit dem Kunden ist um weitere 36 Monate verlängert und wir konnten das Volumen noch mal um über 30 Prozent steigern. Damit ist mein Jahresziel schon übertroffen.» Dabei hat er wieder dieses fiese Lächeln im Gesicht, das Thomas noch nie leiden konnte. Julian ist eigentlich ein netter Kerl. Wenn es um die Arbeit geht, ist er jedoch absolut skrupellos. Gegenüber Kollegen und auch gegenüber Kunden. Vermutlich wird der Kunde sich irgendwann bei Thomas melden und sich über die Versprechungen, die sein werter Kollege gemacht hat, beschweren, weil Julian wieder etwas versprochen hat, was gar nicht umsetzbar ist.

«Glückwunsch», sagt Thomas trocken. Danach geht er mittagessen zu einem Imbiss in der Nähe. Eigentlich wollte Thomas sich mittags gesünder ernähren. Heute muss aber die gute alte Currywurst-Pommes-Majo-Kombination herhalten. Nach so einem miesen Start in den Tag hilft nur das.

Der Nachmittag verläuft ohne weitere Vorkommnisse. Thomas ist immer noch sauer und rechnet sich aus, was der nicht gewonnene Auftrag für ihn und seinen Jahresbonus bedeutet. Es wird schwer, mit anderen Kunden dieses Loch zu füllen. Er kommt zu dem Schluss, dass er nicht mehr zu 100 Prozent seinen Bonus erreichen kann und sich mit 80–90 Prozent zufriedengeben muss. Dabei wollten Silke und er nächstes Jahr eine neue Küche kaufen. Mal schauen, wie das noch funktioniert oder welche Abstriche sie jetzt machen müssen. «So viele schlechte Nachrichten an unserem Hochzeitstag», denkt Thomas. «Oh nein, der Hochzeitstag?! Ich wollte doch noch Wein, Blumen und Silkes Lieblingsschokolade mitbringen und außerdem pünktlich zum Abendessen zu Hause sein. Dann nix wie los!» Es ist bereits 17:12 Uhr. Thomas macht Feierabend. Den kleinen Einkauf kann er im Supermarkt in ihrem Wohnort erledigen. Das Wetter ist typisch herbstlich an diesem Abend im Oktober. Es regnet leicht und die Abenddämmerung setzt bald ein. Thomas fährt auf die Autobahn und beschleunigt gleich ordentlich, damit er es pünktlich und inklusive der Geschenke nach Hause schafft. Nach etwa 1,5 km merkt er plötzlich, dass das Auto etwas schwieriger zu steuern ist. Es fühlt sich an, als würde es auf der Straße «schwimmen». Thomas reduziert die Geschwindigkeit und hält das Auto in der Spur. Vorsichtig wechselt er von der linken auf die mittlere und dann auf die rechte Spur. «Besser, ich halte mal kurz auf dem Standstreifen und schaue, ob alles okay ist», denkt er. Dann wechselt Thomas auf den Standstreifen, schaltet die Warnblinkanlage an und kommt zum Stehen. Als er aussteigt und um den Wagen läuft, sieht er das Problem auf einen Blick. Sein rechter Vorderreifen ist platt und er fährt fast auf der Felge. «DEIN ERNST?!», ruft er laut. «WARUM?» Er blickt hilfesuchend um sich. Niedergeschlagen steigt er wieder in seinen Wagen, legt seine Hände auf das Lenkrad und schlägt seinen Kopf ein paarmal hintereinander dagegen, bis es schmerzt. «Was für ein mieser Tag!», denkt er. «Was soll denn noch alles passieren?» Thomas ist gestresst, genervt und fühlt sich ausgelaugt.

«Ganz ruhig, Thomas. Du brauchst einen Abschleppdienst», sagt er zu sich selbst.

«In etwa 30–45 Minuten ist jemand bei Ihnen», sagt die nette Dame der Hotline.

«Okay, das Abendessen kann ich vergessen», denkt Thomas und ruft Silke an. «Hey Sweetheart, Abendessen schaff ich

leider nicht, ich hab einen Platten und muss abgeschleppt werden.» Silke ist ebenfalls genervt. «Okay, die Kids schmeiß ich gleich aus dem Fenster, den ganzen Tag sind sie nur am Nerven! Beeil dich bitte!»
«Ei, ei, ei», denkt Thomas sich, «beste Laune zu Hause.»
Nach etwa einer Stunde ist der Abschleppdienst endlich da. Das Aufladen des Autos und der Transport gehen verhältnismäßig schnell. Von dieser Werkstatt sind es aber immer noch 12 km bis nach Hause. Leider ist auch niemand mehr da und der Wagen wird nur abgestellt. Gefrustet ruft Thomas ein Taxi. Den Wein, die Schokolade und die Blumen hat er gar nicht mehr im Kopf nach diesem ganzen Stress.

Als er zu Hause ankommt, erzählt Silke ihm von dem stressigen Tag mit den Kindern, die scheinbar direkt aus der Hölle zu ihnen geschickt wurden, weil sie sich nur streiten und nicht hören wollen. Thomas erzählt von dem verlorenen Kundengeschäft, dass der skrupellose Julian das Geschäft eingesackt hat und von der Reifenpanne. «Hoffentlich ist die Reparatur nicht so teuer, weil ja auch der Bonus etwas kleiner ausfallen wird», sagt er.
Aus dem romantischen Abend wird dann doch nichts mehr. Kein Wein, keine Schokolade, keine Blumen, kein gemeinsames Abendessen. Thomas macht sich etwas vom Essen warm und isst allein. Danach schauen die beiden ausgelaugt noch ein wenig fern und machen sich gegen 22:20 Uhr bettfertig. Als sie ins Schlafzimmer kommen, erwartet sie ein frisch aussehendes Bett. «Oh, schön, dass du wieder das Bett gemacht hast, Schatz. Das sieht immer nett aus am Abend. Einen schönen Hochzeitstag wünsche ich dir», sagt Silke.
«Du hast recht – es ist unser Hochzeitstag und ich liebe dich noch wie am ersten Tag!», erwidert Thomas.
Nach einem innigen Kuss werfen sich die beiden auf das schön gemachte Bett und genießen leidenschaftlich ihre Zweisamkeit. Der miese Tag scheint vergessen.

MACH DEIN BETT!

Morgens nach dem Aufstehen dein Bett zu machen, zahlt sich aus. Du weißt nie, wie dein Tag sein wird. Du tust alles dafür, dass es ein perfekter Tag wird. Es gibt aber auch externe Einflüsse, die du nicht zu 100 Prozent steuern kannst, manchmal auch gar nicht. Wenn dann an einem Tag mal etwas nicht so läuft wie geplant oder Erfolge ausbleiben, hast du trotzdem immer einen positiven Effekt am Tag: dein ordentlich gemachtes Bett, auf das du dich abends freuen kannst. Selbst, wenn der Tag richtig mies war.

Du planst also einen perfekten Tag – bist aber schon ideal vorbereitet, falls der Tag doch aus dem Ruder läuft. Wenn du in den Tag startest mit der Gewissheit: «Egal was heute passiert, meinen ersten Erfolg – das gemachte Bett – habe ich bereits erreicht», gehst du entspannter in den Tag. Das gemachte Bett hat auch etwas mit Disziplin zu tun. Trainiere diese Disziplin und mache dein Bett jeden Tag nach dem Aufstehen so sorgfältig, wie du es gern in einem guten Hotel vorfinden würdest. Damit belohnst du dich schon vorab für einen weiteren Tag voller Erfahrungen und Erfolge.

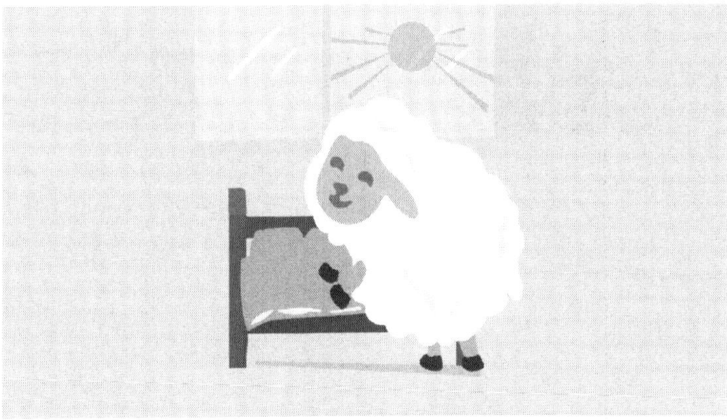

Weg mit dem alten Ballast – aber wirklich!

Mit einem ungläubigen Lächeln im Gesicht sagt Peter: «Das alte Produkt soll abgeschaltet werden? Das haben wir schon vor zwei oder drei Jahren vorgehabt, oder? Also soll er mal machen – wird eh wieder nix.» Peter ist im Gespräch mit seiner Kollegin Lena, die ihm erzählt hat, dass der neue Geschäftsführer ein altes Produkt der Firma aus dem Programm nehmen möchte. Seit Jahren ist das Produkt eigentlich nicht mehr regulär im Vertrieb. Bestehende Kunden nutzen das Produkt jedoch noch. Bei einem Softwareprodukt sind Datenschutz und IT-Sicherheit wichtige Grundbausteine. Und dieses Produkt erfüllt die neuerdings immer schärfer werdenden Anforderungen aus diesen Bereichen nicht mehr. Finn ist seit wenigen Wochen neuer Geschäftsführer der Firma und hat sich einen Überblick verschafft. Einzelne Mitarbeiter haben sich über das alte Produkt beschwert, da es Fehler hat, aber auch schwer in der Fehleranalyse und Handhabung ist. Es kostet zu viel Zeit. Auch wenn nur alle paar Wochen mal ein Fehlerfall auftaucht. Die Routine fehlt und die Arbeit wird zunehmend ineffizient. Finn hat das Gefühl, dass niemand dieses Produkt mag – nicht einmal die Kunden. Aber irgendwie ist es immer noch da. Also sagt er in einem Gespräch mit der Mitarbeiterin Lena, dass er dafür sorgt, dass das Produkt wegkommt.

Die Mitarbeiter glauben ihm diese Aussage jedoch nicht. Sie belächeln ihn.

Gleich am nächsten Tag spricht Finn daraufhin mit allen Führungskräften, die vermutlich mit ihrer Expertise notwendig sind, um das alte Produkt abzuschalten. Er fragt ab, was alles dafür getan werden müsste:

«Über wie viele Kunden sprechen wir?», will Finn wissen.

«Vier bis maximal sechs», meint Gina, die Hauptansprechpartnerin für die Kunden ist.

«Perfekt, wieso nutzen die das neue Produkt noch nicht?», fragt Finn.

«Wir haben angeboten, dass sie das neue Produkt nutzen, das kostet aber etwas mehr. Die vorhandenen Daten würden wir sogar kostenfrei übernehmen. Manche Kunden haben sich jedoch an das alte Produkt gewöhnt und wollen sich nicht verändern. Außerdem sagen sie, dass sie keine Zeit haben, und verzichten deshalb lieber auf die Umstellung.»
«Okay Gina, sprich bitte die Kunden direkt an und sag ihnen, dass wir das alte Produkt aus Datenschutz- und IT-Sicherheitsgründen nicht weiter betreiben können. Wir helfen bei der Umstellung und es fallen keine zusätzlichen Kosten an. Für den höheren Preis werben wir mit mehr Funktionsumfang, einfacherer Bedienung und eben erhöhter Datensicherheit, wofür auch die Kunden mitverantwortlich sind.»
Finn wendet sich an Kai, der für die Server verantwortlich ist: «Kai, mit welcher Vorlaufzeit können wir die Server abschalten?»
«Ein Monat reicht», antwortet dieser.
«Super, dann bitte die Server für in sechs Monaten kündigen.»
«Wie bitte?», entgegnet Kai etwas irritiert.
«Ja, bitte kündigen zum Ende des von jetzt an sechsten Monats. Dann haben wir so lange Zeit, die Kunden zu informieren und ihnen eine Alternative anzubieten.»
«Und was, wenn die Kunden nicht wollen?», fragt Gina. «Dann müssen wir eine Lösung finden», antwortet Finn kurz. «Wollt ihr das alte Produkt noch behalten?», fragt er danach noch mit leicht gereiztem Unterton.
«Nein», sagt Kai leise.
«Natürlich nicht», antwortet auch Gina, «aber das ist nicht so leicht.»
«Wenn's leicht wäre, hätte es ja vorher schon jemand gemacht», sagt Finn.
Das Gespräch ist nach 47 Minuten beendet und Gina und Kai kümmern sich um ihre erhaltenen Aufgaben.

Zwischendurch prüft Finn immer wieder den Fortschritt des Vorhabens und fragt nach, wie es läuft. Ein paar kleine Diskussionen mit den Kunden hat es natürlich gegeben – aber nach sechs Monaten sind die Server abgeschaltet und das alte Produkt ist nicht mehr aktiv.

Es stellte sich heraus, dass noch genau sieben Kunden das Produkt wirklich nutzten. Davon waren vier relativ einfach davon zu überzeugen, das Produkt nicht mehr zu verwenden. Der Umzug auf die neue Produktversion wurde so kundenfreundlich wie nur möglich gestaltet. Dennoch wollten drei Kunden das alte Produkt weiterhin nutzen.
Für alle Kunden wurden trotzdem innerhalb des definierten Zeitfensters Lösungen gefunden. Die spannendste Lösung war für den Kunden, der sein Geschäft so oder so zum Ende des Jahres auflösen und bis dahin keine neue Produkteinführung haben wollte. Dieser hat einfach den gesamten Server mit dem Produkt in seine Verantwortung übernommen und alle waren damit zufrieden.

«Ich hätte nie gedacht, dass es so einfach ist», sagt Kai, als sie den kleinen Erfolg feiern. «Wir haben es echt geschafft», sagt Gina überglücklich, weil sie in der Kundenkommunikation schon seit Jahren mit dem alten Produkt unzufrieden war.

Die kleine Party geht etwas länger als geplant und die Kollegen sind beeindruckt von der Leistungsfähigkeit und der Geschwindigkeit, in der sie die Ablösung umgesetzt haben. Finn hat hier etwas Beeindruckendes gezeigt. Statt Lippenbekenntnissen hat er Klarheit aufgezeigt. Obwohl er operativ die Umsetzung nicht durchgeführt hat, hat er etwas geschafft, was seine Vorgänger nicht erreicht haben. Wie ging das?

DIE 72-STUNDEN-REGEL

Finn hat sich dafür streng an die 72-Stunden-Regel gehalten: Die Einladung mit den Führungskräften hat er direkt am nächsten Tag nach Bekanntwerden des Themas verschickt. Die Aktivität allein hat noch nicht das eigentliche Problem gelöst. Aber es war der erste und wichtigste Schritt.

Wenn du etwas erreichen oder erledigen oder eine Gewohnheit verändern möchtest, ist es überaus wichtig, dass du innerhalb von 72 Stunden die erste Handlung in diese Richtung startest. Schuld daran ist dein Unterbewusstsein. Wenn du also sagst: «Wir schalten das alte Produkt ab» und du danach länger als 72 Stunden nichts in diese Richtung unternimmst, denkt dein Unterbewusstsein: «Aaach, schon wieder so ein Lippenbekenntnis. Das Thema ist ihm nicht wichtig, also lege ich das auf den Stapel für ruhende Angelegenheiten.»
Dein Unterbewusstsein arbeitet ständig in deinem Auftrag. Es will nur dein Bestes. Darum möchte es dich unterstützen. Durch die Missachtung der 72-Stunden-Regel gibst du deinem Unterbewusstsein schlicht und einfach die Bestätigung, dass dir ein Thema nicht wirklich wichtig ist. Also sortiert dein Unterbewusstsein es für dich weg. Gleiches gilt für Vorhaben wie «mehr Sport», «gesünder essen» oder «weniger soziale Medien».

Wenn du dir also etwas vornimmst und du es wirklich umsetzen möchtest, denke an die 72-Stunden-Regel. Deine erste Aktivität für das Vorhaben MUSS innerhalb von 72 Stunden passieren. Damit zeigst du deinem Unterbewusstsein, dass dir das Thema wirklich wichtig ist, und es arbeitet mit dir gemeinsam an der Umsetzung. Willst du also ein Produkt abschalten, erarbeite den Plan innerhalb von 72 Stunden. Möchtest du mehr laufen gehen, hast aber noch keine Schuhe? Dann bestelle/kaufe sie dir innerhalb von 72 Stunden. Du möchtest dich selbstständig machen? Dann mache in-

nerhalb von 72 Stunden einen Termin beim Gewerbeamt zur Gewerbeanmeldung.
Die erste Aktivität ist meist nicht sonderlich aufwändig in Bezug auf Zeit oder Ressourcen und Geld, aber sie macht den Unterschied zwischen Erfolg und Misserfolg.

Und was, wenn du die Regel missachtest?
Wenn du nicht innerhalb von 72 Stunden die erste Handlung für dein Vorhaben startest, sinkt die Wahrscheinlichkeit, dass du es überhaupt jemals startest, auf weniger als zehn Prozent ab. Kommt dir das bekannt vor? Die guten Vorsätze zum Jahreswechsel werden häufig Opfer der missachteten 72-Stunden-Regel. Also nutze die 72-Stunden-Regel zu deinem Vorteil oder lass das Vorhaben direkt ganz sein. Denn sonst irritierst du dein Unterbewusstsein und irgendwann weiß es nicht mehr, wie es für dich arbeiten soll.

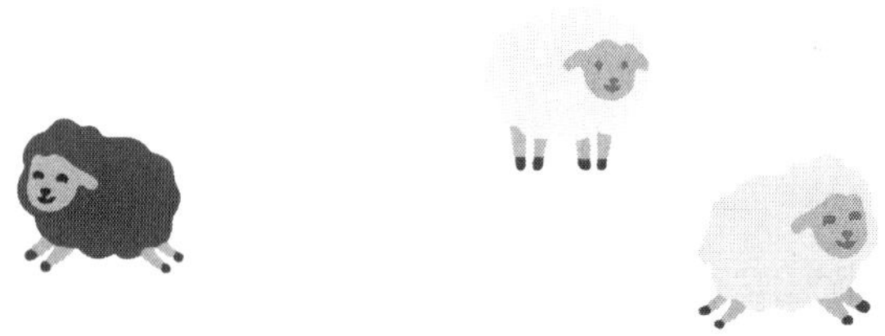

FAST SCHON FREUND-SCHAFTLICHE KRITIK

«Der Bericht über das Projekt ist zwei Tage zu spät, Herr Koch. Noch dazu enthält er sehr viele Rechtschreib- und Grammatikfehler. Mit Ihrer Leistung und der Leistung von Ihrem Team bin ich grundsätzlich sehr zufrieden. Bei den Projektkosten erwarte ich jedoch einen Bericht, der erstens pünktlich und zweitens fehlerfrei geliefert wird», sagt Frau Thiel etwas genervt.
«Sie haben recht, Frau Thiel. Ich schaue mir den Bericht noch einmal genau an und spreche mit meinem Mitarbeiter. Der nächste Projektbericht wird pünktlich und fehlerfrei geliefert. Sie haben mein Wort.»

Markus ist nach dem Gespräch mit der Kundin verärgert. Philipp hatte den Auftrag, den Bericht pünktlich zu liefern. Und die Rechtschreibung hätte er entweder selbst – oder durch einen Kollegen – prüfen lassen müssen. Eigentlich hatte Philipp auch genug Zeit. «Alles muss man selbst machen», denkt Markus. Das Feedback muss direkt zu Philipp. Er hat den Fehler gemacht, er darf ihn auch wieder ausbügeln und soll beim nächsten Mal darauf achten. «Das hätte nicht passieren dürfen!» Markus ist wütend auf sich selbst. Die Enttäuschung, die er in Bezug auf Philipp verspürt, wächst von Schritt zu Schritt.

Er macht sich auf den Weg von seinem in Philipps Büro. Auf dem Weg dorthin fallen ihm die Poster im Flur auf. Diese zeigen die Werte und Leitlinien der Firma, für die er arbeitet:

- «Underpromise, overdeliver! Wir geben mehr, als der Kunde erwartet!»
- «Wir schaffen Werte für den Kunden und keine Probleme!»
- «Wir sind vertrauensvoller Partner auf Augenhöhe!»
- «Geht nicht, gibt's nicht. Wir finden eine Lösung!»

Eigentlich wollte Markus einfach zu Philipp gehen und ihm sagen, dass er den Bericht für Frau Thiel verkackt hat und nacharbeiten muss. Markus wollte ihm drohen, ihn aus dem Projekt zu werfen, wenn das wieder vorkommt. «Mehrmals habe ich dir schon gesagt, dass die interne Qualitätskontrolle noch mal draufschauen soll, bevor solche Dokumente verschickt werden!», wollte er ihm sagen.
Jetzt hält er inne und überlegt, wie er das Gespräch eigentlich führen möchte oder sollte. Markus hat eine gute Führungskräfteausbildung genossen. Doch häufig vergisst er im Alltag das Gelernte und handelt im Affekt aus seiner Emotion heraus.

Markus schaut sich intensiv die Werte der Firma an und interpretiert sie auf die aktuell vorliegende Situation: «Okay, wir haben den ersten Wert definitiv verletzt. Mit einer Verzögerung des Berichts könnten wir dem Kunden auch noch Probleme beschert haben. Auch das wollen wir nicht. Vertrauensvoller Partner gilt nicht nur in Bezug auf unsere Kunden, sondern auch auf unsere Kollegen und Mitarbeiter.»

Etwa elf Minuten lang schaut Markus sich die Poster an und ist in Gedanken versunken. Eine Kollegin, die vorbeikommt, fragt kurz: «Alles in Ordnung, Markus?» Er erschrickt kurz und antwortet knapp: «Ähm, ja. Alles super. Danke.»

Jetzt weiß er, wie er mit Philipp sprechen sollte, und er geht weiter. Kurz darauf betritt er dessen Büro: «Hi Philipp, hast du kurz Zeit für mich?», fragt er freundlich.
«Klar, wollte sowieso mit dir über das Projekt von Frau Thiel sprechen. Setz dich.» Markus beginnt das Gespräch: «Wann hast du dich zuletzt mit unseren Werten, die auch hier im Flur hängen, beschäftigt?»
«Ist schon eine Weile her», antwortet Philipp.
«Ich habe sie mir eben noch mal intensiv angeschaut und

finde sie sehr kraftvoll, oder?»
«Ja, da steckt viel Wahrheit drin.»
«Welchen Wert davon findest du für unsere Kunden am wichtigsten?», fragt Markus.
«Die sind alle wichtig, oder?» Philipp ist leicht verwundert über diese Fragen zu den Werten.
«Ja, alle Werte sind wichtig für unsere Kunden. Ich finde ja den underpromise, overdeliver am werthaltigsten. Weil wir dem Kunden hier immer etwas mehr liefern wollen, als er erwartet. Das ist in der heutigen Zeit nicht mehr selbstverständlich. Du wolltest auch mit mir über das Projekt von Frau Thiel sprechen. Wie glaubst du, erfüllen wir diesen Wert bei ihr aktuell?»
«Ja genau. Der Projektbericht war etwas zu spät. Ansonsten machen wir hier einen soliden Job, denke ich.» Philipp klingt selbstsicher.
«Frau Thiel hat mich eben angerufen. Sie hat sich über die Qualität des Berichts beschwert. Inhaltlich passt der Bericht – aber die Rechtschreibfehler trüben unser professionelles Bild.»
«Ja, ich hatte keine Zeit mehr, den Bericht zu prüfen – und ich habe niemanden gefunden, der die Qualitätskontrolle übernehmen konnte. Damit der Bericht nicht noch später rausgeht, habe ich ihn einfach abgeschickt. Sorry.»
«Alles gut», sagt Markus ruhig. «Wenn wir unserem Kunden mehr liefern wollen, als er erwartet, dann erwartet er sicherlich einen inhaltlich gut ausgearbeiteten, pünktlich gelieferten und grammatikalisch korrekten Bericht, oder?»
«Ja», sagt Philipp etwas enttäuscht.
«Wie können wir diesen Wert für unsere Kunden in Bezug auf die Projektberichte zukünftig noch besser erfüllen, Philipp?»
«Ich sollte den Projektbericht etwas früher bearbeiten, damit ich genug Zeit habe für eine Sicherung der Qualität. Dann sind die Fehler weg und ich kann den Bericht innerhalb der definierten Zeitfenster versenden. Was mache ich aber, wenn

andere Projekte meine Zeitplanung torpedieren?», fragt er direkt im Anschluss besorgt, weil es grundsätzlich sein Anspruch ist, auf diesem Niveau für alle Kunden Leistung zu erbringen.
«Dafür bin ich ja dann noch da», antwortet Markus zuversichtlich. «Sollte es in den Projekten zu solchen Überschneidungen kommen, melde dich einfach kurz bei mir. Gemeinsam finden wir dann eine Lösung. Ich kann entweder helfen, den Bericht zu erstellen, oder wir informieren den Kunden frühzeitig darüber, dass sich das Zeitfenster verschiebt, oder aber ein anderer Kollege kann dann unterstützen.» Philipp hört gespannt zu und ist insgeheim sehr erleichtert. Das alles klingt nach sinnvollen Lösungsansätzen, an die er selbst gar nicht gedacht hatte. Philipp hat immer versucht, so unabhängig wie möglich zu arbeiten.
«Danke, Markus. Wir sind Partner auf Augenhöhe. Das ist doch auch einer unserer Werte, richtig?» Markus nickt nur und schaut Philipp dabei freundlich in die Augen. Dann sagt Philipp: «Und diesen Wert leben wir nicht nur gegenüber unseren Kunden, sondern auch hier intern. Danke für dein freundliches und hilfreiches Feedback. Beim nächsten Mal melde ich mich früher bei dir. Und ich werde mir die Werte noch einmal anschauen und sie verinnerlichen.» «Super. Unsere Werte sind wirklich kraftvolle Leitlinien, die uns helfen, das Richtige für unsere Kunden und Kollegen zu tun. Kann ich noch etwas für dich tun, Philipp?»
«Ja, könntest du den Bericht für Frau Thiel noch korrigieren und ihn mir dann schicken?», fragt dieser mit einem verschmitzten Lächeln.
«Klar», antwortet Markus.
Beide verabschieden sich und gehen wieder ihrer Arbeit nach. Markus denkt auf dem Weg zurück in sein Büro über das Gespräch nach. Er kommt wieder an den Postern vorbei: «Sehr gutes Gespräch. Philipp ist ein netter und guter Kerl. Und unsere Werte sind wirklich viel wichtiger, als ich häufig dachte.»

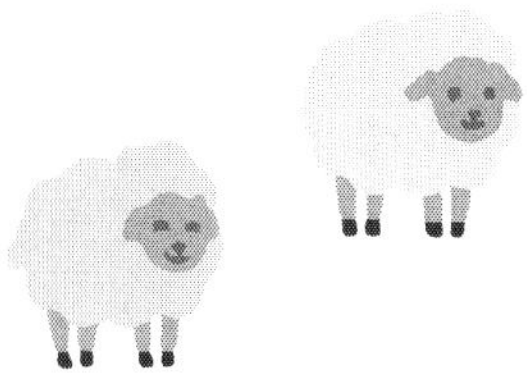

VERMEIDE TEFLON-KRITIK MIT WERTEN UND LEITLINIEN

Wie gern wirst du kritisiert? Wenn ich raten dürfte, dann vermutlich nicht so sehr. Wir Menschen werden allgemein nicht gern kritisiert. Der Leiter einer Justizvollzugsanstalt berichtete zu dem Thema, dass über 81 Prozent der Insassen im Gefängnis der tiefgründigen Meinung sind, unschuldig zu sein. Viele von ihnen haben andere Menschen verletzt oder gar getötet, aber sie sind sich keiner Schuld bewusst. Ihr gesellschaftliches Fehlverhalten kann aus ihrer Sicht erklärt und gerechtfertigt werden.

Wenn schon ein verurteilter Straftäter Kritik nicht annehmen kann, wie gut können und wollen dann unsere Kollegen, Mitarbeiter, Freunde und Familienmitglieder diese akzeptieren?

Kritik prallt ab und/oder der Kritisierte versucht, sie abzuwenden bzw. sein Verhalten zu rechtfertigen. Es werden Schuldige und Ausreden gesucht, um die Schuld von sich zu weisen. Das führt in der Kommunikation dann meist zu einer Diskussion über die Schuldfrage. Nicht jedoch zu einer Verbesserung der Situation.

Dennoch begehen unsere Mitarbeiter hin und wieder Fehler, über die wir sprechen müssen. Wie im Beispiel von Markus und Philipp helfen bei der Bewertung von Fehlern klar definierte Werte und Leitlinien im Unternehmen. Ohne zu kritisieren, kann das Verhalten gegenüber dem Kunden und das Arbeitsergebnis auf die Werte und Leitlinien überprüft werden. Wenn das Arbeitsergebnis nicht zu den Werten passt, können gemeinsam Maßnahmen erarbeitet werden, wie das zukünftige Arbeitsergebnis mit den Werten in Einklang gebracht werden kann. Somit haben wir einen konstruktiven Ansatz für die Zukunft entwickelt, statt uns lange und vorwurfsvoll über das Fehlverhalten zu unterhalten.

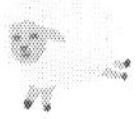

Durch Werte und Leitlinien im eigenen Team oder sogar Unternehmen wird die Führung leichter. Jede Entscheidung und jedes Verhalten können jederzeit auf die Werte und Leitlinien geprüft werden. So gibt es in eurem Team quasi einen weiteren «objektiven Mitarbeiter», der eure Arbeit bewertet. Macht ihr euch dieses Werkzeug zunutze, habt ihr es wesentlich leichter in der Führung.

Vermeide also direkte Kritik, die wie von einer Teflon-Pfanne direkt abprallt, und setze stattdessen lieber auf Werte und Leitlinien in deinem Team oder Unternehmen. Überlege dir zunächst zwei oder drei Werte und erweitere die Liste situationsabhängig und nach Bedarf.

Werte können im Team oder für das ganze Unternehmen definiert sein. Wichtig sind die Akzeptanz und Verbindlichkeit für alle Beteiligten und dass keine entgegengesetzten Werte definiert werden. Zuerst gelten die Unternehmenswerte. Vielleicht ist dann eine Ergänzung um wenige Werte für die Arbeit im Team oder die direkte Zusammenarbeit mit dem Kunden sinnvoll.

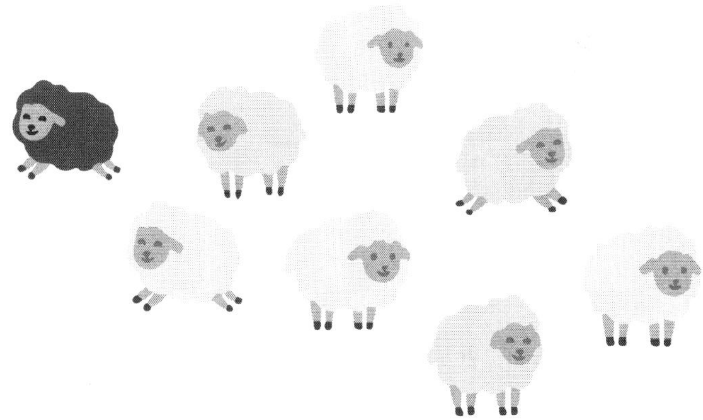

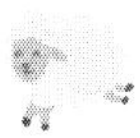

DER NEUE KUNDE WIRD ZUM VERLIERER

Peng – Der Korken der Sektflasche knallt. Die 38 Gläser werden gefüllt.
«Stoßen wir auf den neuen und größten Kunden der Firmengeschichte an», sagt Felix laut. Die ganze Belegschaft hat sich in den viel zu kleinen Besprechungsraum gequetscht. Alle erheben die Gläser und stoßen in der Luft gemeinsam an. Die Stimmung ist ausgelassen. Seit Jahren schon versucht Felix, diesen Kunden für die Firma zu gewinnen. Heute war es so weit. Der Kunde hat den unterschriebenen Vertrag zurückgesandt. Felix hat sich in den letzten beiden Jahren mit seiner Firma einen Namen gemacht, weil sie sehr smarte Konstruktionslösungen für den Maschinenbau entwickelt haben. Dieser Kundenauftrag ist jetzt die Belohnung für die harte Arbeit der letzten Jahre. Das muss natürlich gefeiert werden.

Nach einem langen Abend, an dem noch einige Flaschen Sekt geöffnet und viel über die Erfolge der letzten Jahre und die guten Aussichten für die Zukunft gefachsimpelt wurde, geht es jetzt an die eigentliche Arbeit. Felix übergibt Jan – seinem fähigsten Konstrukteur – die Verantwortung für den Prototypen, der für den Kunden angefertigt werden soll. Er selbst möchte natürlich auch nah am Projekt mitwirken, weil es so unglaublich wichtig für die Firma ist, diesen Kunden zufriedenzustellen.

Felix und Jan machen sich sofort an die Arbeit und planen das Vorgehen. Das Produkt, das konstruiert werden soll, ist sehr komplex. Es sind viele Komponenten zu berücksichtigen, die für den Prototypen entwickelt und später produziert werden müssen. Einige Komponenten sind für Felix und sein Team gänzlich neu. Mit anderen haben sie bereits viel Erfahrung gesammelt.

Jan hat großes Interesse daran, die größten Herausforderungen direkt am Anfang anzugehen, weil er immer Lust auf neue Dinge hat. «Lass uns damit mal einen ganz neuen Ansatz ausprobieren», sagt er energisch.
«Ich weiß nicht», entgegnet Felix vorsichtig. «Ich würde dem Kunden lieber schon in ein bis zwei Wochen ein erstes Ergebnis zeigen. Damit wir hier direkt einen Maßstab setzen können bei einem so wichtigen Kunden. Unsere Schnelligkeit bei anderen Projekten hat den Kunden beeindruckt und das würde ich ihm gern bestätigen.» Nach ein wenig Hin und Her gibt Jan nach und sie starten mit den bekannten Komponenten in der Konstruktion.

Zwei Wochen später werden dem Kunden die ersten Entwürfe und Konstruktionszeichnungen vorgestellt. Der Kunde ist von der Geschwindigkeit des Teams wirklich beeindruckt und freut sich auf die nächste Version. Ein paar leichte Anpassungen im Konstruktionsaufbau müssen eingeplant werden und dann geht es an die nächsten Komponenten.

Das Projekt läuft gut. Alle zwei Wochen gibt es gute Fortschritte zu präsentieren und der Kunde ist begeistert. Nach drei Monaten fragt einer der Ingenieure des Kunden in einem Projektmeeting etwas kritisch: «Wann können wir denn mal den Konstruktionsplan für die Kernkomponente sehen? Von der Komponente und der möglichen Konstruktion hängt ab, wie unsere Maschine mit dem neuen Bauteil kombiniert wird. Hier hätten wir gern einen ersten Entwurf, damit wir mögliche Anpassungen an unseren Bauteilen frühzeitig organisieren können.»
«Wir kümmern uns in den nächsten Wochen um die Kernkomponente», antwortet Felix souverän. «Wir haben in den bisherigen Komponenten schon so viele Änderungen eingearbeitet, dass wir zu der Kernkomponente noch nicht gekommen sind. Im nächsten Bearbeitungszyklus gehen wir

das Thema an. Dann haben wir auch zeitnah eine Lösung.» Nach dem Projektstatus-Meeting sagt Jan: «Felix, die Konstruktion der Kernkomponente schaffen wir nicht in zwei Wochen. Ich habe noch nicht mal eine Ahnung, wie wir die überhaupt konstruieren können. Und ich habe noch sieben Anpassungen an den anderen Komponenten, die ich einpflegen muss.» Felix fällt aus allen Wolken: «Was? Das muss gehen! Wir müssen die Kernkomponente jetzt zeitnah erledigen. Das kann doch nicht so schwer sein. Das schauen wir uns morgen gemeinsam an, dann klappt das.»

In der Nacht kann Jan kaum schlafen. Er denkt immer wieder über die Kernkomponente nach – aber er findet keine sinnvolle Lösung für die Konstruktion, die auch wirtschaftlich sinnvoll produziert werden könnte. Es ist ein komplexes Bauteil mit wenig Platz im Innenraum, das sehr spezielle Anforderungen hat. Bis fast drei Uhr liegt Jan wach im Bett und zerbricht sich den Kopf.

Am nächsten Tag treffen sich Felix und Jan sehr früh im Büro. Jan stellt Felix die bisherigen Ansätze vor, die er alle selbst schon verworfen hat. Felix kommt ebenfalls zu dem Schluss, dass diese Vorgehensweisen nicht geeignet sind. Den ganzen Tag grübeln sie, wie eine Lösung aussehen kann. Sie finden einen möglichen Ansatz und Jan macht sich an die Arbeit mit der Konstruktion. In den nächsten Tagen arbeitet er jedoch auch noch die Änderungen an den anderen Komponenten in die Konstruktion ein. Nach anderthalb Wochen ist ein erster Konstruktionsplan fertig, doch er ist immer noch so kompliziert, dass die Produktion zu teuer wäre. Es ist außerdem zu wenig Platz für mögliche Wartungsarbeiten. «Verdammt!», ruft Felix frustriert. «In drei Tagen ist wieder Projektstatus-Meeting mit dem Kunden und wir haben keine vernünftige Lösung! Was sollen wir dem Kunden sagen?» Jan versucht, ihn zu beruhigen: «Wir zeigen dem Kunden, was wir haben.

Vielleicht haben die Ingenieure dort noch eine Idee.»
Als Felix und Jan ihre Lösung vorstellen, entgegnet der Ingenieur des Kunden: «Daran hatten wir auch gedacht, aber das wird zu teuer. Außerdem können wir so keine Ersatzteile tauschen, wenn mal was an dem Gerät kaputtgeht. So weit waren wir also auch schon ohne Sie.»
Bääm. Ein direkter Schlag ins Gesicht für Felix und Jan. So hatten die beiden sich das nicht vorgestellt.
Felix ist jemand, für den es immer eine Lösung gibt. Er hat immer schon die besonderen Herausforderungen gemeistert, bei denen andere aufgegeben haben. Darum hat er seine Firma auch so weit gebracht.
«Wir sind auch noch nicht fertig. Wir wollten nur in Erfahrung bringen, welche Gedanken Sie dazu haben», entgegnet er zuversichtlich. «In zwei Wochen haben wir eine passende Lösung.»

«Wir hätten ihnen sagen sollen, dass wir noch keine Lösung haben, Felix», sagt Jan nach dem Termin. «Ich weiß nicht, wie ich es lösen soll.»
«Keine Sorge, Jan, uns fällt schon was ein», antwortet Felix immer noch zuversichtlich.

In den nächsten zwei Wochen finden Felix und Jan nicht viel Schlaf. Beide zerbrechen sich durchweg den Kopf. Das Projekt sollte eigentlich jetzt schon fertig sein, aber für die Kernkomponente finden sie einfach keine adäquate Lösung. Für das nächste Meeting mit dem Kunden wählt Felix eine andere Strategie.

«Wir finden keine passende Lösung für die Kernkomponente. Habt ihr noch Ideen für die Konstruktion?», fragt er kleinlaut. «Was?», antwortet der Kunde entsetzt. «Sie geben auf? Wir sind seit fast fünf Monaten an dem Projekt dran und jetzt stellen Sie fest, dass die wichtigste Komponente nicht zu lö-

sen ist? Was haben Sie denn die ganze Zeit gemacht?»
«Wir haben die anderen Komponenten entwickelt und Ihre Änderungen dort eingearbeitet. Das hat viel Zeit gekostet.»
«Die anderen Komponenten sind aber wertlos, wenn wir den Kern nicht lösen können. Was sollen wir jetzt Ihrer Meinung nach tun?» Der Kunde ist sehr aufgebracht.
«Ich weiß es nicht», sagt Felix leise. «Wir können es weiter versuchen, aber ich bin mir nicht sicher, wie lange wir noch brauchen.»
«Und wer soll das finanzieren?» Der Kunde ist empört und wird immer wütender.
«Die Lösung ist nicht so einfach. Sie wollten diese komplexe und dennoch sehr kleine Komponente dort in das Bauteil integriert haben», Felix windet sich und versucht, die Situation zu retten.
«Das ist richtig. Aber ich habe Sie engagiert, damit Sie eine Lösung dafür finden – innerhalb einer angemessenen Zeit. Auch wir haben Zeitpläne, die wir einhalten müssen. Uns läuft die Zeit davon. Ich denke, wir werden ein anderes Konstruktionsteam parallel damit beauftragen, nach einer Lösung zu suchen, wenn Sie nicht dazu in der Lage sind!»
«Das klingt nach einer guten Idee», antwortet Felix kraftlos.

Auf dem Weg nach Hause sprechen Felix und Jan kaum miteinander. Sie haben verloren. Besonders bitter ist jedoch, dass vorwiegend der Kunde zum Verlierer geworden ist. Nach etlichen Monaten Projektlaufzeit hat er keine Lösung und muss jetzt ein zweites Team beauftragen. Dadurch wird er doppelte Kosten haben. Die bisher investierte Zeit und das investierte Geld sind unwiderruflich weg. Ein zufriedener Kunde sieht anders aus. Das wissen auch Felix und Jan.

Das andere Konstruktionsteam findet innerhalb von drei Wochen eine gute Lösung für das Problem, weil sie die anderen Komponenten des Bauteils stark verändern, damit sie die größten Probleme von Felix und Jan gar nicht erst haben. Damit ist die bisherige Arbeit der beiden weitgehend wertlos, weil alles erneut angepasst werden muss. Der Kunde ist nicht bereit, die Aufwände für diese Änderungen zu bezahlen. Felix beißt in den sauren Apfel und trägt die Änderungskosten allein, um den Kunden dennoch irgendwie zufriedenzustellen.

Mit zwei Monaten Verzug hat der Kunde seinen Prototypen. Felix und Jan sind ausgelaugt, und der Kunde wird die komplizierten Aufträge zukünftig an das andere Konstruktionsteam geben.

Was als Erfolgsgeschichte startete, wurde zu einem Desaster für Felix und seine Firma. Die Scherben dieses Großprojekts werden noch in den nächsten Jahren zu spüren sein. Was lernen Felix und Jan daraus?

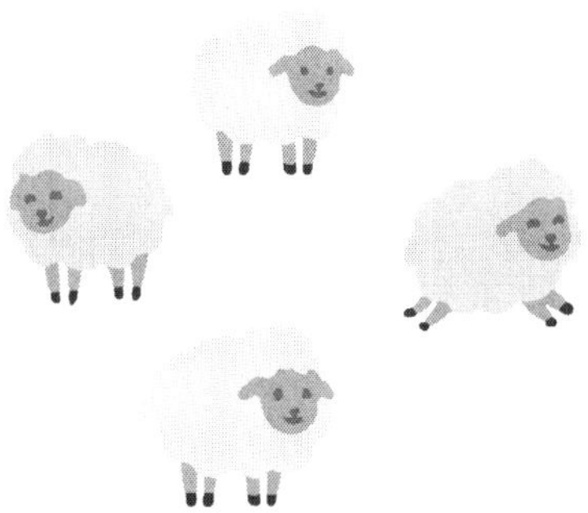

SEI MUTIG UND MACH DAS KOMPLEXESTE ZUERST

Felix und Jan haben die komplexeste Komponente im Projekt aufgeschoben, weil sie den Kunden frühzeitig mit irgendetwas beeindrucken wollten. Zu den Standardkomponenten gab es dann auch noch vielzählige Anpassungen des Kunden, die Zeit kosteten. Der Kunde denkt nicht daran, dass eine möglicherweise komplexere Aufgabe wichtiger sein könnte, und formuliert seine Änderungen an den einfachen Komponenten, ohne dabei ein schlechtes Gewissen zu haben.
Die komplexeste Komponente wurde damit immer weiter ans Ende geschoben. Bis schlussendlich zu wenig Zeit übrig blieb, diese Komplexität wirklich zu lösen. Besonders bitter ist hierbei auch, dass die anderen Komponenten gewisse Grundvoraussetzungen für die Konstruktion der Kernkomponente geschaffen hatten. Durch diese Grundvoraussetzungen war es nahezu unmöglich, die Kernkomponente vernünftig zu konstruieren. Änderungen an den einfachen Komponenten wollten Felix und Jan natürlich nicht mehr vornehmen, weil sie schon so viel Zeit in diese Komponenten gesteckt hatten. Das ist etwas, was tief in unserer Psyche verankert ist. Wir wollen etwas einmal von uns Aufgebautes nur schwerlich wieder verändern, anpassen oder gar wegwerfen. Wir hängen an diesen Dingen.

Wenn du also Projekte bearbeitest, in denen es Bereiche gibt, wo die Lösung noch unklar ist, dann gehe diese kritischen Bereiche immer und konsequent als Erstes an. Auch auf die Gefahr hin, dass frühzeitig im Projekt klar wird, dass das Budget nicht ausreicht oder eine geplante Durchführung so nicht möglich ist. Es ist für alle Beteiligten wesentlich besser, schnell die großen Probleme zu erkennen. Deine Kunden werden dich dafür lieben, wenn du ihnen möglichst viel Klarheit über ihr Projekt gibst, statt sie nur mit schnellen Erfolgen zu blenden. Im Fall von Felix und Jan war der Kunde eindeutig der Verlierer. Er hatte bereits viel Zeit und Geld in das

Projekt investiert. 90 Prozent Budget und Zeit sind weg und jetzt erhält er die Information, dass die Umsetzung nicht gelingen oder wesentlich teurer wird. Versetze dich in die Lage des Kunden. Besser wäre es gewesen, wenn diese Information nach 10–20 Prozent Kosten- und Zeiteinsatz vorgelegen hätte, richtig? Dann hätten alle Beteiligten die Möglichkeit gehabt, zu reagieren.

Versuche, dieses Vorgehen auch in deinem Team zu etablieren. Ermutige dein Team, die kritischen und unklaren Dinge als Erstes zu erledigen und Dinge, die nicht funktionieren könnten, auch immer klar und direkt anzusprechen. Wenn die erste Nuss dann geknackt ist, ist der Rest im Projekt meist auch viel leichter und das Team wird beflügelt. Mit diesem Vorgehen werdet ihr in Projekten fast immer einen innovativen Eindruck beim Kunden erwecken und viel Vertrauen gewinnen. Denn diese außergewöhnliche Strategie ist wirklich nur etwas für Gewinner-Teams, die nicht blenden, sondern liefern wollen.

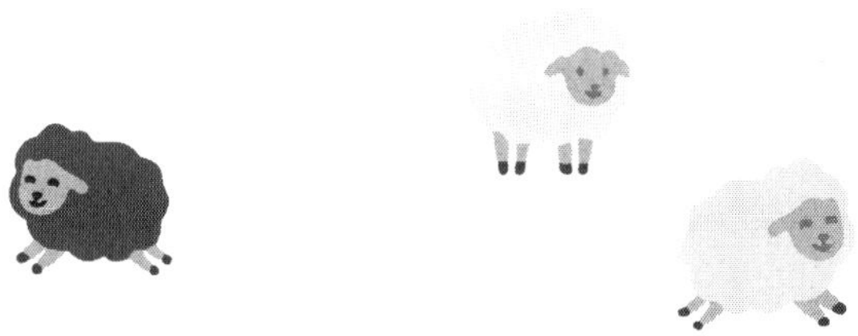

Fehler sind dein bester Freund

Timo ist seit eineinhalb Jahren in Martinas Unternehmen beschäftigt. Seine Performance war fast immer in Ordnung. Manchmal etwas schludrig – aber meistens zuverlässig und sehr engagiert. Timo ist noch jung – hat aber hohe Ansprüche an sich selbst und seine Kollegen.
Martina hat ihr Unternehmen zur Herstellung von Gesellschaftsspielen vor sechs Jahren aus dem Nichts aufgebaut. Ohne fremdes Kapital und sehr mutig ging sie in die Selbstständigkeit. Am Anfang hat sie alles selbst gemacht – später hat sie Maschinen angeschafft und Mitarbeiter angestellt, weil sie mehr Aufträge gewinnen konnte, als sie allein abzuarbeiten in der Lage war.
Mittlerweile sind zehn Mitarbeiter bei Martina beschäftigt. Die Stimmung im Team ist gut – das Geschäft läuft okay. Nicht alle Aufträge werfen so viel Geld ab, wie es nötig wäre. Nicht alle Kunden zahlen wie gewünscht und manche Lieferanten sind nicht so zuverlässig, wie sie es eigentlich sein sollten.
Jetzt hat Martina einen neuen Kunden gewonnen. Mit Abstand der größte Kunde in der bisherigen Firmengeschichte. Also ein wichtiges Projekt. Martina stellt das Team für die Bearbeitung des Projekts zusammen und gibt auch Timo eine Chance, mitzuwirken. «Das Projekt ist für die Firma sehr wichtig. Wenn das gut läuft, bekommen wir von dem Kunden vermutlich noch weitere Aufträge. Und die sind alle gut kalkuliert. Mit diesen Aufträgen können wir die Firma weiter ausbauen und uns etwas mehr Luxus gönnen. Vielleicht ist sogar die ein oder andere moderne Maschine möglich.» Martinas Worte klingen entschlossen und voller Stolz. Nach einem ausführlichen Austausch über das Projekt und die wichtigsten Rahmenbedingungen sind alle Teammitglieder absolut motiviert. «Das neue Projekt wird ein voller Erfolg», denkt Martina an diesem Abend auf ihrem Weg nach Hause.

Eine Woche später schaut Martina in der Produktionshalle vorbei und sieht auch nach Timo. Sie beobachtet genau,

was Timo macht und vor allem wie. Plötzlich ruft sie: «Ach du Scheiße! Timo, hast du die Spielkarten alle so gemacht?»
«Klar», antwortet dieser selbstsicher.
«Aber die dürfen doch auf keinen Fall so verarbeitet werden. Nach zwei bis drei Spielrunden fällt so der Druck ab. Das Material ist ja ganz falsch beschichtet.» Timo schaut etwas überrascht und sagt: «Die Karten für den letzten Auftrag habe ich doch genauso gemacht».
«Das mag ja sein, Timo, aber hier ist die Anforderung eine völlig andere. In der Arbeitsanweisung für dieses Projekt steht das auch genauso drin. Hast du die gelesen?» Martinas Stimme wird zunehmend lauter.
«Na ja – ich hab mal drübergeschaut», meint Timo kleinlaut.
«NUR DRÜBERGESCHAUT?!», schreit Martina. «ICH HABE EUCH DOCH GESAGT, WIE WICHTIG DAS PROJEKT IST, ODER?!» In Gedanken rechnet Martina den Verlust, die doppelte Arbeit und somit den Preis für den Fehler aus. Jetzt erinnert sie sich auch noch an andere kleine Fehltritte von Timo in anderen Projekten: «Im letzten Projekt hattest du schon mal einen Fehler im Druck gemacht, der Geld gekostet hat! Jetzt das hier! Wie soll das weitergehen?» Sie denkt kurz nach und hält inne. Timo weiß nicht, was er sagen soll. Er hat ein schlechtes Gewissen. Das wollte er natürlich nicht. Er beginnt zu stottern.
«Eigentlich wollte ich doch nur ...»
«Nein, Timo, geh jetzt bitte nach Hause. Ich kümmere mich darum», sagt Martina tonlos.
«Was? Jetzt? Es ist doch erst kurz nach Mittag?»
«GEH EINFACH! Komm erst wieder, wenn ich dir Bescheid gebe.»
Timo packt seine Sachen, verabschiedet sich kurz bei den Kollegen und verlässt das Gebäude. Die anderen Mitarbeiter sind mucksmäuschenstill. In diesem Moment hätte man einen Stecknadelkopf fallen hören können.
«Ihr könnt normal weiterarbeiten», sagt Martina trocken zu

den Mitarbeitern. Dann kümmert sie sich mit einem anderen Kollegen um die Änderung der Beschichtung und geht wieder in ihr Büro.
Sie sackt auf ihrem Stuhl zusammen. «Wie soll ich das nur retten?», fragt sie sich selbst. «Ein Teil der Marge wird durch Timos blöden Fehler aufgefressen. Dabei war alles klar beschrieben.»

Eineinhalb Wochen lässt Martina Timo schmoren. Dann meldet sie sich bei ihm und lässt ihn in der Produktion erscheinen. Als er wiederkommt, sprechen die beiden in Ruhe in Martinas Büro miteinander. Timo entschuldigt sich mehrfach und betont, dass er es in Zukunft besser machen wird. Martina hört erst aufmerksam zu, übergibt ihm schlussendlich jedoch einen Briefumschlag. «So können wir nicht weiterarbeiten. Diese Fehler kosten die anderen Kollegen vielleicht ihre Jobs und mich das ganze Unternehmen. Du kannst heute deine Sachen mitnehmen und brauchst bis zum Ende des Arbeitsvertrags nicht mehr zu kommen.» Timo fällt aus allen Wolken: «Was? Wie? Nein ... ich arbeite gern hier. Ich war oft länger hier als nötig und ...»
«Danke, Timo, du kannst jetzt gehen. Ich wünsche dir viel Erfolg.»

Mit hängendem Kopf und sichtlich geknickt verlässt Timo Martinas Büro und auch direkt das Gebäude. Die anderen Mitarbeiter schauen ihm hinterher, konzentrieren sich aber weiter auf ihre Arbeit.

Martina konnte das Projekt noch retten. Die entstandenen Zusatzkosten durch die doppelte Arbeit konnte sie zum Teil auf den Kunden übertragen. Sie dachte aber mehrfach darüber nach, von Timo Schadensersatz zu fordern, weil sein Missachten der Arbeitsanweisung zu den zusätzlichen Kosten geführt hatte. Schlussendlich entschied sie sich dagegen, weil der Kunde neue Aufträge platziert hat und sie sich jetzt um viele Dinge selbst kümmern muss. Sie hatte auch deshalb einfach keine Zeit dafür.

Eineinhalb Jahre später läuft Martinas Unternehmen immer noch okay. Der neue Kunde hat einige gute Aufträge platziert und für Timo konnte ein guter Ersatz gefunden werden. Die Stimmung im Team ist angenehm, aber nicht euphorisch. In letzter Zeit gab es weniger Innovationen und es fühlt sich vom Spirit häufig nach «Dienst nach Vorschrift» an. Martina ist zufrieden, weil es so läuft, wie sie es vorgibt.

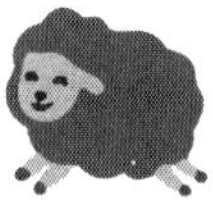

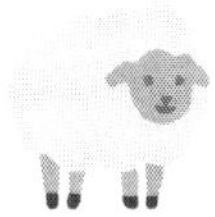

WER KEINE FEHLER MACHT, ARBEITET VERMUTLICH NICHT

Wir alle machen Fehler. Zumindest die, die wirklich etwas leisten. Das ist Fluch und Segen zugleich. Denn wir alle mögen es in der Regel nicht, Fehler zu machen. Wir wollen es meistens lieber perfekt haben. Gleichzeitig können wir aus Fehlern viel lernen, sie bieten ein großes Potenzial für Innovationen.

Viele große Erfindungen sind nur auf Fehler zurückzuführen. Als Thomas Alva Edison um 1880 die Glühbirne erfand, gab es vorher mindestens 1.000 Fehlversuche bei der Suche nach einer praktischen und funktionierenden Lösung. Auch andere Erfinder haben sich daran versucht, mithilfe von Elektrizität Licht zu erzeugen. Sie alle scheiterten jedoch mehr oder weniger und brachen die Erfindungen aufgrund ihrer Fehler ab.

Die beliebten, meist gelben Klebezettel – Post-its – sind nur auf einen Fehler zurückzuführen. Ein Chemiker sollte einen Superkleber erfinden. Er erfand auch einen Kleber. Dieser hielt aber nicht gut genug. Dafür war er jedoch rückstandslos wieder zu entfernen. Für das laufende Projekt war dieser Kleber nutzlos. Erst einige Jahre später machte sich ein Kollege des Chemikers diesen Kleber zunutze. Die Lesezeichen im Chorbuch in der Kirche hatte er damit bestrichen, damit diese nicht mehr so leicht rausfallen. Das war die Geburtsstunde der Post-its, die es ohne den Fehler beim Superkleber nicht geben würde.

Welcher Fehler wurde bei Martina und Timo wirklich begangen? Timo hatte sich nicht an die Arbeitsanweisungen gehalten, richtig. Die Anweisungen waren jedoch scheinbar auch nicht so gut in den Arbeitsprozess integriert, dass es Timo leichtgefallen wäre, diese einzuhalten. Da er ähnliche Aufgaben in der Vergangenheit schon korrekt umgesetzt hatte, hat er auf seine Erfahrung vertraut und ähnliche Arbeitsschritte durchgeführt. Er wollte das Projekt durch schnellere Bearbeitungszeiten unterstützen. Wie wird Timo jetzt über Martina und ihr Unternehmen sprechen? Er wird sie vermutlich nicht als positives Beispiel nutzen und möglichen Talenten keine Empfehlung für die Arbeit dort aussprechen.

Die beschriebene Situation hat eine Chance offenbart. Es gäbe die Möglichkeit, Arbeitsanweisungen und die Arbeit selbst besser und verpflichtender in einem Prozess zu verbinden. Dann hätte Timo keine Chance gehabt, die Arbeitsanweisungen nicht zu lesen, bevor er mit der Arbeit beginnt.
Eine frühzeitige Qualitätskontrolle hätte mögliche Fehler ebenfalls früher aufgedeckt und würde den Prozess verbessern. Das Vier-Augen-Prinzip bei neuen Aufgaben könnte ebenfalls helfen.

Der Fehler wurde aber nur beim Mitarbeiter gesucht. Timo wurde öffentlich an den Pranger gestellt. Zusätzlich hat er eine Kündigung erhalten und um Haaresbreite wäre auch noch eine Schadensersatzforderung für ihn drin gewesen.

Es mag Mitarbeiter geben, die für ihren Job wirklich nicht geeignet sind. Und selbst dann liegt der Fehler in der falschen Besetzung einer Position durch den verantwortlichen Entscheider.
Die meisten anderen wirklich schweren Fehler liegen in der Regel am System und am Ablauf, nicht jedoch ausschließlich beim Mitarbeiter.

Martinas andere Mitarbeiter erinnern sich häufig an die Situation mit Timo. Sie versuchen, Fehler zu vermeiden. Sie fragen lieber einmal mehr nach, um sicher zu sein, als einen Fehler zu machen. Dadurch sind sie immer nur durchschnittlich schnell. Innovationen in der Produktion sind quasi nicht mehr vorhanden. Wenn in den Arbeitsanweisungen keine Innovation vorgesehen ist, wird sie auch nicht entstehen. Alle Mitarbeiter haben klar verstanden, dass die Arbeitsanweisungen Gesetz sind. Und wer dagegen verstößt, landet möglicherweise di-

rekt vor der Tür.
Eine Fehlerkultur im Unternehmen kann also helfen, Innovationen zu fördern. Zudem steigert es das Vertrauen der Mitarbeiter zum Unternehmen. In Zeiten der schwierigen Mitarbeitersuche ist es sicherlich auch hilfreich, loyale Mitarbeiter zu haben, die wissen, dass ein Fehler sie nicht direkt den Kopf kostet.

Innovationen müssen an dieser Stelle gar nicht im Produkt selbst aufkommen. Innovationen können auch im Arbeitsprozess, im Umgang miteinander, in der Methode oder der Technik aufkommen. Eine Glühbirne gab es eigentlich schon vor der Erfindung von Thomas Alva Edison. Die glühte aber viel zu dunkel oder nur wenige Minuten, bis der Draht kaputtging. Das Produkt selbst wurde also nicht großartig verändert, aber die Technik und Methode.

Durch eine ausgeprägte Fehlerkultur bleibt dein Unternehmen lebendig und innovativ, die Mitarbeiter werden experimentierfreudiger. Deine Mitbewerber werden sich wundern, wenn du eine gute Fehlerkultur etablierst und sie immer wieder überraschst

BONUS-TIPP

Wenn du selbst experimentierfreudig bist, probiere doch mal aus, den «Fehler des Monats» ins Rampenlicht zu stellen, ohne auf Schuldige einzugehen, sondern so, dass die positiven Erkenntnisse aus dem Fehler für die Mitarbeiter als Vorteil erkannt werden können. Das kann Mitarbeiter motivieren, neue Dinge auszuprobieren, selbst wenn Fehler passieren könnten.

UNS GEHT'S ZU GUT

Luisa, Frank und Carsten stehen in der Kaffeeküche. Montagmorgen, 9:23 Uhr. Seit fast 45 Minuten stehen die drei schon in der Nähe des hochwertigen Kaffeeautomaten. Es werden anregende Gespräche geführt. Das Wochenende hatte viel zu bieten. Großartige Geschichten von Sport, Genuss, Spaß, Hobby und Familie führen zu ausgiebigen Gesprächen. Eines kommt zum anderen und auf jede Geschichte fällt jemand anderem noch eine coolere Geschichte ein.
«Wow, der Kaffee ist so gut, ich liebe ihn», sagt Carsten, als er sich seine jetzt schon dritte Tasse aus der Maschine zieht.
«Der ist echt gut», stimmt Luisa zu.
«Bester Kaffee ever», sagt auch Frank. Alle drei arbeiten seit einem knappen Jahr in dem Medienunternehmen. Sie sind gut in ihrem Job, das Unternehmen ist professionell aufgestellt. Die Beziehungen zu den Kunden sind gut und die Arbeitsergebnisse immer auf höchstem Niveau. Nach fast einer Stunde Kaffeegespräch gehen die drei Kollegen zurück an ihre Arbeitsplätze. Die Designermöbel in den Büros, die höhenverstellbaren Tische und unterschiedlichen Arbeitskonzepte lassen für Luisa, Frank und Carsten keine Wünsche offen. Seit Neuestem gibt es sogar einen Schreibtisch mit integriertem Laufband, auf dem man während der Arbeit locker gehen kann, um fit zu bleiben. Als Carsten es zuletzt ausprobierte, hätte er fast sein Getränk verschüttet, während Luisa und Frank sich an dem Anblick erfreuten. Jetzt starten die drei ihren eigentlichen Job.

Patrick hat die Firma vor 11 Jahren gegründet. Damals von seinem Arbeitszimmer zu Hause aus. Ohne hochwertige Kaffeemaschine und ausgedehnte Gespräche am Montagmorgen. Ihm war damals wichtig, dass er irgendwann eine Firma führt, die Raum für solche sozialen Kontakte, hochwertigen Kaffee und andere Annehmlichkeiten für die Mitarbeiter bietet. Das hat er geschafft. Er könnte sehr zufrieden sein – aber etwas bedrückt ihn. Er beschäftigt sich viel mit dem weiteren Ausbau und Wachstum seiner Firma. Er steht häufig im Austausch mit anderen Unternehmern und Gleichgesinnten. Er ist stolz darauf, wenn er die anderen zu sich in die Firma einladen kann und viel Lob und Anerkennung für das Büro und die Ausstattung erhält. Die meisten seiner Unternehmerfreunde und Kollegen haben keine solch hochwertige Ausstattung. Sie beschweren sich dann über die hohen Kosten und dass die Mitarbeiter es dennoch nicht schätzen würden. Patrick ist sich sicher, dass die Mitarbeiter die Einrichtung lieben. Sie sind auch alle überdurchschnittlich lange im Büro, was ein gutes Zeichen ist. Zudem bekommt er relativ leicht Mitarbeiter, wenn er welche benötigt. Die moderne und hochwertige Umgebung spricht auf jeden Fall für sich und weckt die Aufmerksamkeit.

Sobald es jedoch um Wachstumszahlen des Unternehmens geht, wird Patrick etwas zurückhaltender. Seit fast vier Jahren wächst seine Firma nicht mehr. Jedes Jahr nahezu der identische Umsatz, nahezu identischer Gewinn bei nahezu identischen Kosten. Patrick kann nicht in jedem Kundenprojekt selbst das Ruder übernehmen. Dafür sind es mittlerweile zu viele. Damals konnte er in den Projekten noch selbst für so viele Innovationen sorgen, dass das Wachstum quasi von allein entstand. Mittlerweile ist die Firma stagniert. Die Mitbewerber haben teilweise bessere Ideen, sind innovativer in der Methodik und scheinen auch im Preismodell gelegentlich attraktiver zu sein.

«Wir müssen unsere Methodiken wieder innovativer werden lassen», hatte er in einem letzten Austausch mit den Mitarbeitern gesagt. «Schaut euch die Ergebnisse von der Agentur XY an, die sind modern und preisgünstig. So etwas müssen wir auch hinbekommen.» Alle Mitarbeiter haben zugestimmt und für eine kurze Zeit gab es eine gefühlte Aufbruchstimmung im Team. Doch an den Ergebnissen hatte sich auch neun Wochen später nichts geändert. Zwischenzeitlich hatte Patrick sogar noch ein Team-Event mit allen organisiert, um die Mitarbeiter noch stärker zu motivieren – aber auch das hat nicht geholfen. Irgendetwas fehlt, aber was?

Patrick beschließt, sich selbst Unterstützung zu holen, und engagiert einen Unternehmensbegleiter, der mit ihm gemeinsam an seinem Unternehmen arbeitet. Nach etwa vier Wochen intensiver Zusammenarbeit mit der gesamten Organisation erhält Patrick ein kurzes und hartes Feedback: «Euch geht es zu gut!»

Everyday is Day One

Im Facebook-Büro waren über viele Jahre die Decken noch teilweise offen geblieben. Manche Büroräume waren unfertige Baustellen, irgendwo im Bürogebäude wurde immer umgebaut. Eigentlich hätte Facebook es sich leisten können, das Bürogebäude komplett fertigzustellen. Aber sie taten es nicht. Wieso?

Die Mitarbeiter in den Büros sollten immer daran erinnert werden, dass Facebook – auch im zehnten Jahr nach der Gründung – noch ein Start-up im Aufbau ist. Das sollte dabei unterstützen, die idealen Denkweisen der Mitarbeiter zu fördern.

In nahezu jeder Gründungsgeschichte geht es darum, dass am Anfang mit den einfachsten Mitteln, mit wenig Geld und immer ganz rudimentär etwas aufgebaut wurde. In dieser Phase hat eine kleine Anzahl an Menschen und Mitarbeitern das Maximum – und häufig sogar mehr – rausgeholt.

Wir hören aber auch von Unternehmen – häufig von Konzernen –, in denen Mitarbeiter ihren Dienst nach Vorschrift machen. Es gibt sogar Geschichten von Mitarbeitern, die irgendwo in Unternehmen «geparkt» werden, damit sie nicht stören, die also geplant keinen Beitrag zur Wertschöpfung leisten. Beides sind die Extreme. Die Wahrheit liegt vermutlich irgendwo dazwischen. Und auch dazwischen sollte ein florierendes Unternehmen sich bewegen.

In Patricks Unternehmen machen die Mitarbeiter (noch) nicht bewusst Dienst nach Vorschrift. Den Mitarbeitern bei Patrick wird jedoch suggeriert, dass es dem Unternehmen überdurchschnittlich gut geht. Die Ausstattung und die Arbeitsweisen sind so hochwertig, dass man hier einfach seinen Job machen kann, und alles ist gut. Welche Mitarbeiter zieht Patrick mit seinem Unternehmen an? Die innovativen

Mitarbeiter? Die Genies, die gern die Welt verändern wollen? Die, die dafür brennen, einen Unterschied zu machen, bei dem, was sie leisten? Die Pioniere?

Eher nicht ...

Die meisten Mitarbeiter hier wünschen sich einen hochwertigen Arbeitsplatz, der sicher wirkt und an dem sie gemütlich ihren Job machen können. Die meisten würden das jedoch nie zugeben, weil sie es auch aktiv gar nicht so empfinden. Es ist aber etwas tief in unserer Psyche, was dafür sorgt. Menschen sind grundsätzlich bequem. In den letzten Jahren sind wir sogar eher noch bequemer geworden durch die vielen Annehmlichkeiten, die das Leben uns bietet. Wenn sich dann der Job auch noch so gemütlich anfühlt, ist das ja fast wie ein Sechser im Lotto.
Die inhaltliche Arbeit der Mitarbeiter ist auch hochwertig. Die bestehenden Kunden sind zufrieden. Also theoretisch alles gut. Das Wachstum bleibt dennoch aus.

Welcher Tag ist heute in deinem Unternehmen? Tag 4.153, wenn dein Unternehmen etwas mehr als 11 Jahre alt ist, wie das von Patrick. Tag 4.153 von wie vielen denn? Was ist das Endziel? Wann ist das Unternehmen so weit, dass es sich die hochwertige Ausstattung leisten darf? Wann kann, darf, soll oder muss sich das Unternehmen verändern? Nur von Tag 1 bis 1.000? Nur jeden 1.000. Tag? Alle 500 Tage? Welche Regeln wenden wir an?

Regeln helfen hier – in meinen Augen – nicht. Wichtig ist nur die richtige Einstellung. Wieso spielt das Alter des Unternehmens überhaupt eine besondere Rolle? Aus Sicht des Vertrauens dem Kunden gegenüber ist es bestimmt hilfreich, eine Firmenhistorie aufzuzeigen, weil das von Kontinuität und Erfahrung zeugt. Aber beim Blick nach vorne?

Ich empfehle Unternehmen daher, einfach jeden Tag als Tag 1 zu betrachten, und wir stellen ein paar spannende Fragen:

- Wenn heute Tag 1 in diesem Unternehmen wäre, was würdest du dann machen?
- Wenn das Unternehmen gerade jetzt in der Gründungsphase wäre, was müsste dann anders sein?
- Wenn wir noch ganz jung mit dem Unternehmen am Markt wären, was hätten wir heute vermutlich nicht hier?
- Wenn wir das Unternehmen heute neu gründen würden, was wäre das Wichtigste, was wir tun müssten?

Die Antworten auf diese Fragen können interessant bis teilweise beunruhigend sein. Da arbeiten Assistenten in Unternehmen, die bei der Beantwortung dieser Fragen im schlimmsten Fall ihren Job verlieren könnten. «Firmenwagen gäbe es nicht mehr.» «Den Hasskunden XY würden wir nicht mehr bedienen, weil wir uns das nicht leisten können.» «Es wäre dann schwierig, Mitarbeiter B zu halten, weil die Leistung nicht zu 100 Prozent stimmt.» «Das Büro ist zu groß und zu teuer.» «Auf die ein oder andere Messe würden wir nicht gehen, denn die kostet meist mehr, als dass sie etwas einbringt.» «Unser Logo würden wir ändern, weil das gar nicht mehr aussagt, wofür wir stehen.» «Wir müssten teurer anbieten.» usw.

Stell dir selbst mal die Frage, was anders wäre, wenn du das Unternehmen, in dem du aktuell arbeitest (als Eigentümer, Führungspersönlichkeit oder Mitarbeiter) morgen neu gründen würdest. Was würdest du anders machen und warum? Wieso änderst du dann die wichtigsten Dinge davon nicht schon heute in deinem bestehenden Unternehmen?

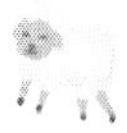

In deinem Unternehmen, deinem Team und deiner Organisation ist jeden Tag «Day one», weil du jeden Tag entscheiden kannst, es ab sofort anders zu machen. Gleiches gilt auch für jeden Tag in deinem eigenen Leben. Wenn du diese Mentalität in deine Organisation bringst, schleicht sich erst gar kein Alltagstrott ein. Ihr werdet immer eine moderne, innovative und anpassungsfähige Organisation bleiben. Und das ist heute in dieser sich schnell wandelnden Zeit wesentlich wichtiger, als nur eine lange Historie zu haben.

Wenn die «Everyday is day one»-Strategie nicht durch Rückbau des Büros umsetzbar ist und ihr auch sonst nicht auf die Ausstattung etc. verzichten wollt, macht doch regelmäßig mit eurem Team einen «Was wäre, wenn wir morgen neu gründen würden?»-Workshop. Stellt euch dabei die obigen Fragen und leitet daraus Maßnahmen ab, was ihr ändern wollt. Die Diskussionen in einem solchen Austausch können sehr wertvoll sein, selbst wenn keine Maßnahmen abgeleitet werden. Wenn ihr euch bewusst dafür entscheidet, alles so zu lassen, wie es ist, ist das auch eine gute – weil bewusste – Entscheidung.

BONUS-TIPP

Manche der Fragen können auch gut für ein Bewerbungsgespräch eingesetzt werden. Fragt den Bewerber, was er für das Wichtigste halten würde, wenn er die Firma morgen mit dem Inhaber zusammen gründen würde. Die Antwort auf eine solche Frage kann schnell darüber entscheiden, ob ein Mitarbeiter gut zu euch und eurem Team passt oder nicht.

Ruht euch also nicht auf den Lorbeeren der Vergangenheit aus, sondern startet das Unternehmen jeden Tag neu, damit ihr immer modern, innovativ und passend zum Markt ausgerichtet seid. Dieses Neuerfinden könnt ihr auch sehr gut mit Team-Events verbinden. Geht in die Natur oder in andere inspirierende Umgebungen wie z. B. besondere Lokalitäten, um euch zu motivieren und neu aufzustellen.

Der geplatzte Urlaubs-traum

Ute kommt aus Kristophs Büro und schließt die Tür. Sie geht zügig zu ihrem Arbeitsplatz. Alles wirkt normal. Sie reißt sich zusammen. Sie ist professionell. Die anderen anwesenden Kollegen arbeiten weiter, als wäre nichts geschehen.
Kristoph ist grundsätzlich ein netter Chef. Er hört zu, wenn die Mitarbeiter etwas benötigen. Er lässt den Kollegen Raum für ihre eigenen Ideen. Er lobt und kann auch manchmal ganz witzig sein.

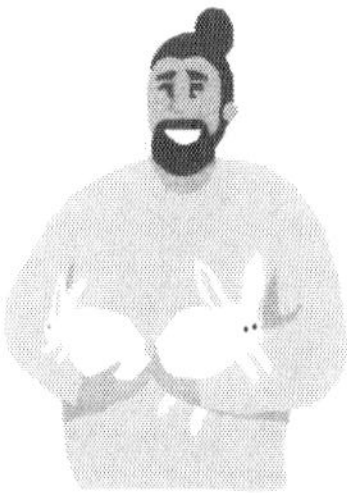

Ja, das ist derselbe Kristoph, der die Kaninchenbaby-Fotos per E-Mail verschickt hat, und dieselbe Ute als seine Mitarbeiterin. Die Kaninchenbabys sind wohlauf und haben sogar schon ihren ersten Geburtstag gefeiert.

Innerlich schäumt Ute vor Wut. Gleichzeitig ist sie traurig. Sie ärgert sich über sich selbst, ist sauer auf Kristoph und auf die ganze Firma. Ute schämt sich. Erst als sie im Auto sitzt, ihrem Rückzugsort, an dem sie immer sie selbst sein kann, kommen ihr die Tränen. Sie hat Angst, nach Hause zu fahren. Angst, ihrem Mann und ihren drei Kindern in die Augen zu sehen. Und das so kurz vor Weihnachten. Am Sonntag ist schon der 3. Advent und sie wollte, wie jedes Jahr, mit den Kindern backen.

Ute hatte – aus ihrer Sicht – ein hervorragendes Jahr. Die Kunden schätzen Ute, weil sie ihre Probleme immer zeitnah und freundlich lösen kann. Die Kollegen mögen Utes selbst gebackene Donauwelle, die sie traditionell an ihrem Geburtstag mitbringt. Und auch sonst verstehen sich in der Firma alle gut miteinander.

Heute war Utes Jahresabschlussgespräch mit Kristoph. In diesem Gespräch werden die Jahresziele besprochen und

bewertet. In der Firma, bei der Ute und Kristoph beschäftigt sind, erhalten Mitarbeiter Bonuszahlungen für das Erreichen ihrer Jahresziele. Das ist grundsätzlich eine gute Sache, weil die Bonuszahlungen die Gehälter der Mitarbeiter optimieren. Ute kann so zusätzlich bis zu 5.000 Euro (brutto) Bonus erhalten. Das ist für sie mehr als ein 13. Monatsgehalt. In diesem Jahr hatte sich ihre Familie besonders auf den Bonus gefreut, weil das Jahr eher schwierig gewesen war. Ein Schaden am Auto und eine kaputte Waschmaschine hatten die Urlaubskasse ausbluten lassen, weshalb der Jahresurlaub ins Wasser gefallen war. Jetzt, über die Weihnachtsfeiertage, wollte Ute mit ihrem Mann und den Kindern darüber nachdenken, wohin sie im nächsten Jahr verreisen wollen. Sie wollten vielleicht sogar schon im Frühling verreisen und gar nicht bis zum Sommer warten. Das wäre traumhaft gewesen. Am liebsten wollten sie fliegen und Sonne, Strand und Meer genießen.
Jedoch hat Kristoph die Zielerreichung mit nur 54 Prozent bewertet. Alle Ziele waren natürlich SMART (spezifisch, messbar, attraktiv, realistisch und terminiert) formuliert. Objektiv hatte Kristoph mit seiner Bewertung auch recht. Es fühlt sich trotzdem unfair für Ute an. «Am Anfang des Jahres hatten wir uns doch beide darauf geeinigt, dass wir das so erreichen wollen», hatte Kristoph noch gesagt. Und objektiv betrachtet stimmt das auch. Für Ute fühlt es sich aber so an, als hätte Kristoph ihr den wohlverdienten Urlaub gestohlen.

Als Kristoph an dem Tag Feierabend macht, reflektiert er den Tag ein wenig und denkt über das Gespräch mit Ute nach: «Waren 54 Prozent Bewertung fair? Es ist objektiv nachvollziehbar und damit vertretbar. Ute sah aber trotzdem etwas geknickt aus. Wir sind ja hier bei der Arbeit und nicht bei der Caritas. Und Ralf – mein Chef – wird zufrieden sein, dass ich die Ziele so gut und korrekt verfolge.»

Kristoph hat ein leicht mulmiges Gefühl in der Magengegend, aber er fährt ruhigen Gewissens und zufrieden nach Hause ins Wochenende.

Als Ute nach Hause kommt, sind ihr Mann und die Kinder schon da. Die drei überraschen sie mit leckerer Lasagne. Ein richtiges Familiengericht, weil es jedem schmeckt und immer gut geteilt werden kann. Das ist außerdem Utes Lieblingsgericht. Peter merkt jedoch schnell, dass mit seiner Frau irgendetwas nicht stimmt. Er fragt beim Essen, wie der Tag war. Sie stockt etwas und der letzte Bissen bleibt ihr fast im Halse stecken. Sie schluckt schwer und trinkt erst mal einen Schluck Wasser. «Es war okay, wie war's bei euch?», weicht sie aus. Das Thema ist damit erst mal vom Tisch. Am Wochenende fasst sie sich dann doch ein Herz und erzählt Peter, dass die Bonuszahlung nicht so hoch wie gedacht ausfällt. Dabei spürt sie wieder diese Enttäuschung und dieses Gefühl, nicht genug zu sein. Peter unterstützt und stärkt Ute. Sie beschließen, dass ein Urlaub in der Nähe sicherlich auch schön wäre. Nichtsdestotrotz sind beide sauer auf die Firma und auch auf Kristoph. Es kommt der Gedanke auf, dass Ute sich vermutlich einen neuen Arbeitgeber suchen sollte, weil auch die letzte Gehaltsanpassung schon sehr lange her ist.

Einige Monate später reicht Ute ihre Kündigung ein. Sie übergibt sie Kristoph persönlich und der ist schockiert. Ute hat gute Arbeit geleistet und sie ist sehr beliebt bei den Kunden. Objektiv kann Ute gar nicht genau erklären, warum sie kündigt. Es ist eine subjektive Entscheidung. Die Firma bzw. Kristoph hat ihr und der Familie den schönen Urlaub gestohlen. Aus Hoffnung darauf, dass das nächste Unternehmen das nicht tut, möchte sie den Arbeitgeber wechseln. Ute verschleiert die Begründung als «aus persönlichen Gründen» und dass sie etwas Neues ausprobieren und erleben möchte. Kristoph akzeptiert das und wünscht Ute auf ihrem weiteren Weg alles Gute und viel Erfolg.

Jahres-
ziele
sind ein
Arschloch

Sicherlich hast du dir auch schon beruflich oder privat Jahresziele gesetzt. Oder sogar Jahresziele mit deinen Mitarbeitern definiert. Meist fallen auch die guten Neujahrsvorsätze in dieses Muster: «Im neuen Jahr will ich dies und jenes erreichen oder umsetzen.»
Jedoch verändert sich unsere Umgebung immer schneller. Einen Zeitraum von 12 Monaten mit fixen Zielen zu versehen, ist daher etwas zu kurz gedacht. Es erscheint leicht, sich einmal im Jahr Gedanken über die Ziele zu machen, sie zu definieren, an der Umsetzung zu arbeiten und dann zu überwachen. Leider führt das häufig zu Frust oder zu den bekannten «Jahresendrallyes», wo im November oder Dezember noch mal Vollgas gegeben wird, um die Jahresziele doch noch zu schaffen. Hier lauert auch viel Potenzial für Überstunden bei den Mitarbeitern, weil sie dafür sogar mehr als 100 Prozent ihrer Zeit investieren. Es kann sogar vorkommen, dass Jahresziele über das Jahr hinweg gar keinen Sinn mehr ergeben oder schlicht nicht mehr erreicht werden können, weil sich das Umfeld so stark verändert hat.
Erkenntnis Nummer eins ist also, dass Jahresziele allgemein zu weit gefasst sind. Es ist ein zu langer Zeitraum und die Grundlagen können sich in diesem Zeitraum sehr stark verändern.

Was ist aber die Alternative? Keine Ziele? Kein Bonus? Keine «Ziele-erreicht»-Party?
Nee, das wäre langweilig.

Probiere stattdessen doch mal Quartalsziele aus. Definiere im Dezember die Ziele für die Periode Januar, Februar und März. Im März dann für April, Mai und Juni und so weiter.
Für drei Monate im Voraus kannst du davon ausgehen, dass die Umgebung weitgehend stabil bleibt und Ziele Bestand haben werden. Auch hier kann es zu Anpassungen und starken Veränderungen kommen. Die Wahrscheinlichkeit ist nur

wesentlich geringer und die Ziele bleiben stabiler. Die einzelnen Ziele können (und sollten) auch etwas kleiner sein. In Summe auf vier Quartale bezogen, hast du so die Möglichkeit, sogar mehr Ziele oder qualitativ höherwertige Ziele zu erreichen.

Bei Jahreszielen ist es häufig so, dass diese zwar definiert werden, aber zu Beginn des Jahres meist in den Hintergrund geschoben werden, weil ja noch so viel Zeit ist. Das lässt dann das Energielevel der Organisation stark einbrechen und der Fokus auf diese Ziele geht auch schnell verloren.

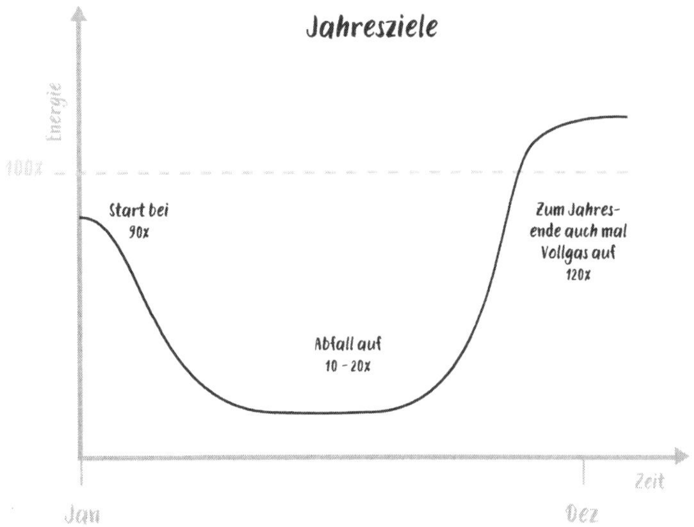

Bei Quartalszielen ist das Energielevel innerhalb der Organisation von Beginn an sehr hoch, weil nur drei Monate und damit etwa zwölf Wochen Zeit sind, um diese Ziele zu erreichen. Die Energie fällt nicht so stark ab, weil dafür schlicht zu wenig Zeit bleibt.

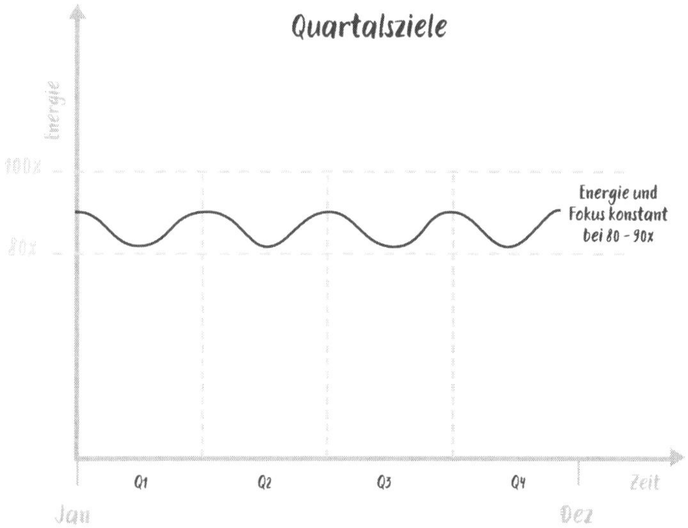

Wie du in den Grafiken sehen kannst, bringen die Quartalsziele einen fortlaufend hohen Grad an Energie und somit eine gleich schwingende Kurve in die Organisation. Das führt dann zu einer durchschnittlich höheren Konzentration und einem konstanten Fokus über das gesamte Jahr verteilt. Meistens ist das für die gesamte Organisation viel entspannter – trotz durchschnittlich höherer Energie, weil es ein einheitliches Energielevel ist, das gefordert wird.

«KONTINUITÄT IST BEIM ERREICHEN VON ZIELEN WESENTLICH EFFEKTIVER ALS EINZELNE, WENN AUCH GRÖßERE ENERGIESPITZEN.»

Holger Stollenwerk

Mitarbeiter erhalten so über das gesamte Jahr viel gezielter Feedback. Wenn im ersten Quartal alle Ziele bereits erreicht sind, sind damit auch 25 Prozent eines potenziellen Bonus bereits «verhandelt» und «gesichert». Das macht die Zielerreichung für die Mitarbeiter auch noch transparenter, weil es häufiger Berührungspunkte gibt.

Gut gewählte Ziele motivieren die Mitarbeiter und die gesamte Organisation in der Regel. Das funktioniert besonders gut, wenn die Ziele den Stellenwert erhalten, den sie verdient haben, und dauerhaft präsent sind. Jahresziele verschwinden viel zu häufig für acht Monate des Jahres in einer Schublade und werden daher häufig nur belächelt, da sie nicht so wichtig sein können, wenn sie eben in dieser Schublade verstauben.

Ein weiterer Vorteil der Quartalsziele ist, dass die gesamte Organisation lernt, was sie gut kann und was nicht. Und das nicht nur einmal im Jahr, sondern stetig. Du schaffst also parallel eine Umgebung der kontinuierlichen Optimierung. Ziele, die mal verfehlt werden in einem Quartal, können mit einem neuen oder anderen Ziel wieder justiert werden. Neue Chancen können zeitnah mithilfe der Quartalsziele in die Organisation gebracht und mit hoher Priorität bearbeitet werden.

Ganz nebenbei könnt ihr erreichte Quartalsziele dann auch pro Quartal schon gebührend feiern. Ich empfehle kleine Team-Events für das Erreichen von übergreifenden Quartalszielen. Damit schaffst du eine ideale Kombination aus Vision über die Ziele, Anreiz über die Events und hohem Energielevel durch die kürzere Laufzeit. Probiere es einfach einmal für ein Jahr aus und beobachte, wie deine Organisation darauf reagiert.

«DU KANNST DEINE MITARBEITER KAUM MOTIVIEREN. SIE SIND ENTWEDER MOTIVIERT ODER NICHT. DU SOLLTEST ABER DRINGEND AUFHÖREN, SIE ZU DEMOTIVIEREN.»

Holger Stollenwerk

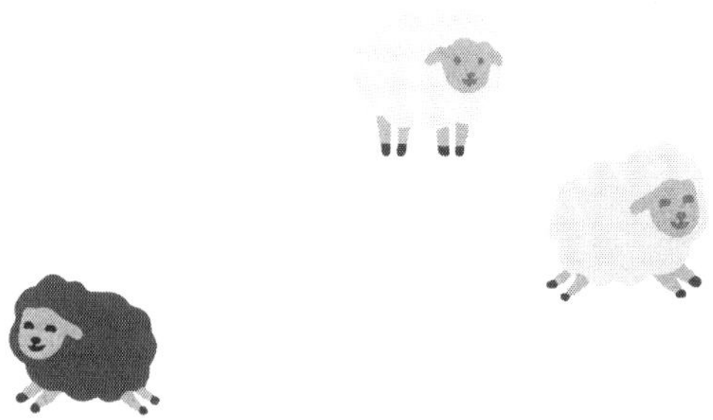

34 Prozent weniger unpraktischen Umsatz mit nur einer Entscheidung

«Das kannst du doch nicht machen», sagt Manuel ungläubig. «In dem Bereich machen wir gute Projekte. Da verdienen wir viel Geld.»
«Es mag sein, dass wir da Geld einnehmen. Wir haben aber auch entsprechend hohe Kosten. Zudem sind wir in diesem Bereich einfach nicht gut genug. Das entspricht nicht unserer Kernkompetenz», antwortet Michael. Er holt noch weiter aus, um Manuel abzuholen: «Wir versuchen, das gesamte Deutschlandgeschäft von einem Standort im Westen aus umzusetzen. Das kostet uns zu viel pro Auftrag, und damit sind wir gegenüber der Konkurrenz einfach zu teuer. Neben den direkten Kosten haben wir noch viele indirekte Kosten wie unser Lager und die Lagerbestände, die Kapital binden.» Manuel ist schon seit einigen Jahren im Finanzbereich des Unternehmens beschäftigt und hat das Hardwaregeschäft für Fitnessstudios maßgeblich mit aufgebaut. Er hat auch die früheren Geschäftsführer eng bei ihrer Tätigkeit beraten. Neben Hardware bietet das Unternehmen auch Software für Fitnessstudios an. Michael ist erst wenige Wochen als Geschäftsführer im Unternehmen tätig. Er wurde mit der Herausforderung eingestellt, das Unternehmen wieder auf Erfolgskurs zu bringen. Die Verluste der letzten Jahre haben sich mittlerweile angehäuft und die Kundenbeziehungen sind leider nur durchschnittlich.
«Über 30 Prozent Umsatz machen wir damit. Willst du das wirklich so stark reduzieren?» fragt Manuel noch einmal mit einem prüfenden Ton nach.
«Es sind sogar exakt 34 Prozent Umsatz. Das Geschäft macht aber auch fast 34 Prozent unserer direkten Kosten aus – und unsere Kunden sind in dem Bereich nicht annähernd begeistert von unserer Leistung, weil wir hier keine ideale Performance abliefern können. Dafür müssten wir das Geschäft massiv ausbauen – hierfür reicht das Ergebnis aber aktuell nicht.» Michael versucht zu beschwichtigen.
«Wollen wir das Geschäft nicht noch ein paar Monate oder

ein Jahr beobachten und dann entscheiden?», fragt Manuel. «Wenn wir uns weitere Monate oder gar ein ganzes Jahr neben dem Software- auch noch auf das Hardwaregeschäft konzentrieren, werden wir in beiden Geschäftsbereichen nur Mittelmaß bleiben. Um unsere Kunden wieder für uns zu gewinnen, sollten wir uns auf einen Kernbereich konzentrieren. In diesem Bereich müssen wir überdurchschnittliche Ergebnisse liefern, um so unsere Kunden zu begeistern. Ich verstehe deine Sorge, Manuel, die Kunden kaufen die Leistung dann bei der Konkurrenz ein. Wir lassen den Umsatz und auch die kleine Marge liegen, das ist richtig. Wie viel Stress und Ärger hat der Bereich dir persönlich denn in den letzten Jahren gebracht?»
Manuel denkt intensiv nach und geht ein wenig in sich, bevor er antwortet: «Das Geschäft ist schon stressig. Die Projekte sind sehr intensiv in der Betreuung. Und selten laufen sie, wie sie geplant sind, was noch mehr Stress verursacht. Aber der Umsatz? In dem Bereich arbeiten ja auch zwei Mitarbeiter. Du bist erst wie lange hier? Sechs Wochen? Und du willst das Geschäft direkt so stark verkleinern. Ich dachte, wir vergrößern eher?»

Manuel hat nicht unrecht. Über 30 Prozent Umsatz zu verlieren, ist natürlich ein hartes Signal an den Markt. Manche Kunden schätzen auch, dass wir diese Dienstleistung zusätzlich anbieten, weil sie hier einen Ansprechpartner haben statt mehrere. Für die zwei Mitarbeiter ist das auch nicht ideal, weil sie nicht weiterbeschäftigt werden können. Doch von 31 Mitarbeitern sind es eben nur 2. Michael denkt noch einmal kurz nach – aber die Entscheidung hatte er bereits am Tag zuvor getroffen. Er hat die Vor- und Nachteile abgewogen und bleibt dabei.
«Ich verstehe deinen Standpunkt, Manuel», sagt Michael ruhig, «danke auch für deine Offenheit. Wenn wir das Unternehmen jedoch wieder auf Erfolgsspur bringen wollen, müs-

sen wir auch die unangenehmen Entscheidungen treffen. Wir stellen das Geschäft ein. Lass uns einen Plan aufstellen, wie wir mit den Kunden, den Lieferanten, den Mitarbeitern, dem Lager, den vorhandenen Waren und laufenden Projekten umgehen, und dann setzen wir das um. Wir versuchen gerade, in unterschiedlichen Geschäftsbereichen gut zu sein, schaffen das aber durch unseren fehlenden Fokus nicht. Bevor wir an beiden Fronten untergehen, möchte ich an einer Front wieder einen festen Stand für uns. Denn sonst stehen irgendwann nicht nur mit zwei Mitarbeitern unangenehme Gespräche an, sondern mit allen 31. Das möchte ich vermeiden. Kannst du den Weg mitgehen?»
Manuel geht im Büro auf und ab und denkt dabei sichtlich nervös nach. Die Entscheidung findet er trotzdem nicht gut. Michael hat aber recht. Seit Jahren geht es dem Unternehmen nicht gut. An Verkleinern hatte bisher noch niemand gedacht. Vielleicht ist das eine Lösung? «Okay, Michael. Wir machen das. Ich vertraue dir. Was soll ich dabei übernehmen?»

Manuel und Michael erarbeiteten noch bis in den Nachmittag einen konkreten Plan für die Umsetzung und die Kommunikation an die Mitarbeiter, an die Kunden, an die Lieferanten. Sie haben einen Plan für die Auflösung des Lagers und eine Strategie für die laufenden Projekte erarbeitet.

Für die Kunden wurden alternative Dienstleister gesucht und empfohlen, damit diese nicht ohne Lösung zurückblieben. Laufende Projekte wurden wie geplant zu Ende gebracht – entsprechend konnten die Mitarbeiter auch noch regulär weiterbeschäftigt werden. Die beiden Mitarbeiter, die vom Einstellen des Geschäftsbereiches betroffen waren, fanden neue Jobs in anderen Unternehmen und waren zufrieden aufgrund der hohen Transparenz im Prozess. Der Verkauf der Lagerbestände spülte sogar noch etwas Geld in die Kassen, was zusätzliche Motivation für das restliche Geschäft brachte.

Eineinhalb Jahre später sprechen Michael und Manuel wieder über das Hardwaregeschäft und diese damals nicht so leichte Entscheidung.
«Ich habe es ja damals nicht richtig geglaubt», sagt Manuel. «Eine bessere Idee hatte ich aber auch nicht.» Er lacht. «Es fühlt sich heute richtig und gut an.»
Michael steigt ein: «Damals gab es Mitarbeiter hier, die sich mit dem Softwaregeschäft kaum auskannten. Wir konnten nicht so richtig an einem Strang ziehen und gemeinschaftliche Lösungen schaffen durch dieses Randgeschäft. Die Kunden haben auch gut mitgemacht und wir konnten gute Lösungen für alle Beteiligten finden. Danke, Manuel, für deine Unterstützung bei der Umsetzung.»
«Ich dachte wirklich, dass wir finanziell dadurch größere Probleme bekommen. Doch jetzt sehen wir sogar finanziell, dass es besser läuft. Es ist auch wesentlich weniger Stress und ich verstehe jetzt unser Softwareprodukt besser. Danke, dass du mich zu dieser Entscheidung ermutigt hast.»

Dem Unternehmen tat die Konzentration auf ein Kerngeschäft sehr gut, um sich wieder aufzubauen. Die schnelle Entscheidung von Michael war hier sicher sehr positiv, doch was ist der Kern des positiven Ausgangs hier?

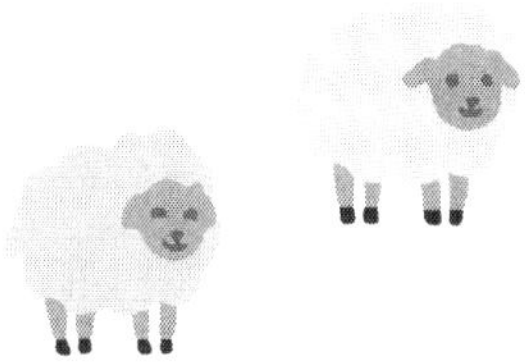

ALLES RAUS, WAS KEINE MIETE ZAHLT!

Die meisten Führungskräfte wollen in ihrem Umfeld lieber mehr als weniger, über das sie verfügen können. Mehr Umsatz, mehr Mitarbeiter, mehr Kunden oder mehr Geschäft. Wenn eine Führungskraft einen Geschäftsbereich, Mitarbeiter oder Kunden abgeben soll, fühlt sich das meistens wie eine Degradierung an. Also wie ein Rückschritt. In irgendwelchen Statistiken mag das sogar stimmen. Du führst jetzt nicht mehr 35 Mitarbeiter, sondern nur noch 27. Damit bist du als Führungskraft weniger wert ...

Ist das wirklich so?

Ich denke nicht. Führungspersönlichkeiten wissen, dass die Leistung nicht allein durch die quantitativen Zahlen ausgedrückt wird, sondern hier geht es auch um unternehmerische Entscheidungen. Es geht um das große Ganze. Es geht um persönlichen Verzicht. Es geht darum, das Wohl des Teams und der Organisation über die eigenen Wünsche zu stellen.

Stell dir einen Hof vor. In den Beeten wachsen Erdbeeren und Kartoffeln nah beieinander. Es gibt Mitarbeiter auf dem Hof, die sich mit Erdbeeren auskennen, und andere kennen sich mit Kartoffeln aus. Sie können sich nicht gegenseitig vertreten und können auch kaum voneinander lernen, weil ihre Produkte so unterschiedlich sind. Kunden fragen manchmal nach speziellen Eigenschaften der Kartoffel und manchmal nach dem besonderen Geschmack der Erdbeere. Nicht alle Mitarbeiter können jedoch beide Fragen adäquat beantworten. Also leidet das Kundenerlebnis. Es werden spezielle Werkzeuge für die Erdbeeren und für die Kartoffeln benötigt. Diese müssen gelagert, gewartet und gepflegt werden. Der Betrieb, der Erdbeeren und Kartoffeln verkauft, ist mittelmäßig gegenüber den Konkurrenten. Es gibt zwei Orte weiter einen Erdbeerhof, der nur Erdbeeren anbietet. Diese Erdbeeren sind immer ein wenig saftiger als alle anderen. Drei Orte weiter in die andere Richtung gibt es einen reinen Kartoffelbauern. Dort sind die Kartoffeln besonders groß und schön fest. Hier werden außerdem besondere Produkte aus Kartoffeln angeboten. Dort arbeiten richtige Kartoffelexperten. In unserem Hof kennen sich alle irgendwann ein bisschen mit allem aus. Aber richtige Experten haben wir nicht. Die arbeiten lieber auf dem Erdbeerexperten-Hof oder beim Kartoffelexperten.

Durch das Aufrechterhalten der beiden Produkte kann der Hof nicht wachsen. Selbst wenn der Inhaber des Hofs gern Erdbeeren und Kartoffeln isst, sollte er sich von einem Produkt verabschieden. Er verabschiedet sich von den Kartoffeln. Er verliert dadurch sicher ein paar Kunden. Verliert ein paar Mitarbeiter. Verliert auch ein paar Werkzeuge, die er nicht mehr braucht. Also reduziert er seinen Bereich. Aber er gewinnt auch. Er gewinnt Platz für Erdbeeren. Er gewinnt Expertise für Erdbeeren, weil alle Mitarbeiter sich fortan nur noch mit Erdbeeren beschäftigen müssen. Er gewinnt neue Kunden, die wegen der besseren Erdbeeren zu ihm kommen. Er kann vielleicht den Preis der Erdbeeren anheben, weil diese jetzt hochwertiger sind. Er kann auch auf den Erdbeeren basierend zusätzliche innovative Produkte wie Erdbeermarmelade, Erdbeerbrot und getrocknete Erdbeeren anbieten. Das Kundenerlebnis ist besser aufeinander abgestimmt. Alles sieht nach Erdbeeren aus. Alles ist rot. Es macht einen sehr professionellen Eindruck auf die Kunden.

Achte als Führungspersönlichkeit nicht nur darauf, wie groß dein Einflussbereich ist. Achte mehr darauf, wie qualitativ hochwertig der Bereich ist. Wenn du das Gefühl hast, dass ein Teil, für den du verantwortlich bist, nicht ideal zu dir, zu den Kunden, zum Team und zur Organisation passt, dann reduziere. Auch wenn es eine Entscheidung gegen Umsatz ist, kann es sinnvoll und manchmal sogar wichtig sein, zu reduzieren.

> **«WENIGER IST OFT MEHR.
> VOR ALLEM, WENN DU DAS WENIGE
> HERVORRAGEND UMSETZT
> UND SOMIT MEHR DARAUS MACHST.»**
>
> *Holger Stollenwerk*

Mache dir dabei keine Sorgen um deine Zukunft, weil du deinen Einflussbereich reduziert hast. Die Geschichte, warum und wie du reduziert hast, macht dich bei einem zukünftigen Bewerbungsgespräch eher zu einem spannenden Gesprächspartner.

Lerne vom Hummer, wie auch du wachsen kannst

Eigentlich ist es doch sche***egal, wie Hummer wachsen, oder? Aber lass uns mal schauen, was wir vom Hummer lernen können.

Der Montag war schon wieder ein echt anstrengender Tag im Büro, dachte sich Andreas kurz vor Feierabend. Viele überzogene Termine. Viele E-Mails. Kundenprojekte, die nicht laufen, wie sie geplant waren. Über 28 parallele Projekte zu verantworten, war kein Zuckerschlecken.

Da rief Sascha an: «Andreas, ich glaube, wir haben ein Problem mit unseren Systemen. Komm doch mal bitte zu mir ins Büro.» Sascha war Leiter der Systemadministration und verantwortlich für den Betrieb der Server, auf denen die Kundenprojekte liefen. Andreas ging natürlich direkt zu ihm und wollte wissen, was los ist.
«Ich glaube, wir sind Ziel eines Hackerangriffs geworden», sagte Sascha sofort, nachdem Andreas eingetreten war. «Wir haben mehrere Meldungen erhalten, dass Zahlungsdaten unserer Kunden für betrügerische Aktivitäten genutzt wurden. Erst dachten wir, die Quelle der Daten sei bei einem bestimmten Partner. Aber jetzt sind auch Zahlungsdaten von anderen Partnern in den Betrugsfällen aufgefallen. Der einzige gemeinsame Nenner sind wir.»
«WOW», dachte Andreas. «Das klingt übel», sagte er leicht besorgt. Andreas war verantwortlich für die Entwicklung der Kundenprojekte. War er aber auch verantwortlich für die Sicherheit der Anwendungen? Stress baute sich auf. «Wie sollen wir das Problem lösen?», fragte er unbeholfen. Ihm war erst vor Kurzem die Verantwortung für die Projekte übertragen worden und er hatte die Rolle des Teamleiters erhalten. Und jetzt das?! Die Projekte liefen nicht immer ideal. Er hatte also selbst Probleme genug. Andreas dachte daran, zu seinem Vorgesetzten zu gehen, ihm das Problem mitzuteilen und dann pünktlich Feierabend zu machen. Doch er hielt kurz

inne. Gedanken schossen durch seinen Kopf: «Dieses Problem klingt heftig», «Ich habe keine Ahnung, wie wir das lösen sollen», «Was, wenn wir das nicht in den Griff bekommen? Was, wenn die Medien darüber berichten?» Andreas war hin- und hergerissen. Der Kopf rief ‚Nein' und irgendetwas im Bauch schrie ‚Ja'. Stresshormone kamen in ihm hoch. Ein leichtes Angstgefühl stieg auf.

Dann sagte er: «Alles klar, Sascha, ich kümmere mich darum. Wie wollen wir starten?»
Nach der Erstellung eines kurzen Schlachtplans, der auf jeden Fall beinhaltete, dass an diesem Tag niemand der Beteiligten pünktlich Feierabend machen würde, informierte er seinen Vorgesetzten, dass er sich um das Problem kümmern werde. Dieser war dankbar, dass sich Andreas direkt und freiwillig dieses Themas annahm, weil auch er wusste, wie kritisch diese Situation werden konnte.
Nach insgesamt vier Tagen und drei Nächten mit wirklich wenig Schlaf, vielen Energydrinks, viel Fastfood und einigen Erkenntnissen waren die Serversysteme wieder befreit von den fremden Besuchern. Die Stimmung war teilweise wie in einem spannenden Film. Es war wie ein Katz-und-Maus-Spiel zwischen den Angreifern und dem internen Team. Im Nachhinein war die bereitwillige Übernahme der Verantwortung das Beste, was Andreas tun konnte. Obwohl er am Anfang selbst sehr große Bedenken hatte.

Aber was haben die Serversysteme mit dem Wachsen von Hummern zu tun?
Der Hummer ist eigentlich ein weiches Tier. Die Schale des Hummers dagegen ist sehr hart und kann sich nicht erweitern oder ausdehnen. Wie soll ein Hummer also wachsen, wenn er in einer festen Schale steckt?
Wenn der Hummer größer wird, wird die Schale zu klein. Der Hummer fühlt sich eingeengt. Er fühlt sich erdrückt. Er fühlt

sich unwohl. Du kennst dieses Gefühl unter dem Pseudonym «Stress». Der Hummer hat also Stress.
Was tut er jetzt? Er könnte einfach zu viel fressen und zu viel fernsehen, um den Stress zu vergessen. Alkohol trinken, um den Stress zu ertränken, oder sich mit Hummern umgeben, die ähnlich leiden und klagen, damit die eigene Situation angenehmer wirkt. Wie klingt das für dich?

Der Hummer aber entwickelt eine Strategie, um zu wachsen. Diese Strategie sieht wie folgt aus: Er sucht sich einen halbwegs sicheren Platz. Vielleicht unter einem Stein oder in hochgewachsenem Schilf. Dort ist er geschützt vor Fischen und anderen Fressfeinden. Hier stößt er die alte, zu klein gewordene Schale ab. Jetzt fühlt er sich erst recht unwohl, ungeschützt vor möglichen äußeren Einflüssen. Daher beginnt er jetzt, eine neue Schale zu bauen. Wissend, dass diese Schale irgendwann wieder zu klein sein wird. So wiederholt der Hummer diesen Vorgang immer wieder, bis er die größtmögliche Version von sich selbst geworden ist.

Die Stimulation für Wachstum beim Hummer ist das Gefühl des Unwohlseins. Der Stress bewegt ihn dazu, zu wachsen.

> **«ZEITEN VOLLER STRESS SIND EIN SIGNAL DAFÜR, DASS ES WIEDER ZEIT FÜR EINEN NEUEN WACHSTUMSSCHUB IST.»**
>
> *Holger Stollenwerk*

Was wäre, wenn der Hummer zum Arzt gehen würde, weil er Stress spürt, und Medikamente bekommen würde, damit er sich besser fühlt? Er würde NIE wachsen!
Um zu wachsen, müssen auch wir den Stress, die Angst, das unbequeme Gefühl spüren und diese Impulse als Antrieb nutzen.

Wann hast du dich das letzte Mal in einer solchen Stresssituation befunden? Mit dem Wissen, dass das ungemütliche Gefühl ein Zeichen für Wachstum ist, kannst du Wachstum sogar aktiv steuern.
Andreas hat sich aktiv dafür entschieden, die Herausforderung mit dem Hackerangriff anzunehmen. Es war klar, dass die Situation Stress für ihn bedeutet. Andreas hätte scheitern können. Der Hummer könnte auch scheitern und gefressen werden, wenn er ohne schützende Schale dort in seinem Schilf liegt. Aber er nimmt die Situation an, weil er wachsen möchte.

Wenn du also wachsen möchtest, musst du mutig sein und die unangenehmen Situationen annehmen. Wo bei euch in der Firma oder in deinem Umfeld gibt es Projekte oder Tätigkeiten, die niemand übernehmen möchte (und ich meine hier nicht die unbeliebte Poststelle)? Welche neuen Fähigkeiten möchtest du gern erlernen, aber du traust dich nicht, weil du scheitern könntest? Welche aktuelle Situation (Arbeitsumfeld, laufende Projekte, Zielgruppe etc.) kannst du aktiv verlassen, um neue Wachstumsimpulse zu erhalten?
Halte immer und aktiv die Augen auf nach solchen Möglichkeiten. Wenn du bei der Entscheidung ein ungutes Gefühl hast, denke an den Hummer. Ist es möglicherweise ein Gefühl der Enge? Hast du die Möglichkeit, dadurch zu wachsen? Dann trau dich und nimm dich der Situation an. Du bist auch in der Vergangenheit schon an Herausforderungen gewachsen. Also wird dir das auch in Zukunft gelingen.

Selbst wenn du scheiterst, ist das Wachstum. Denn wer scheitert, hat zumindest die Möglichkeit, aus Fehlern und Erfahrungen zu lernen und es in Zukunft besser zu machen. Du siehst, alles ist besser, als nichts zu tun.

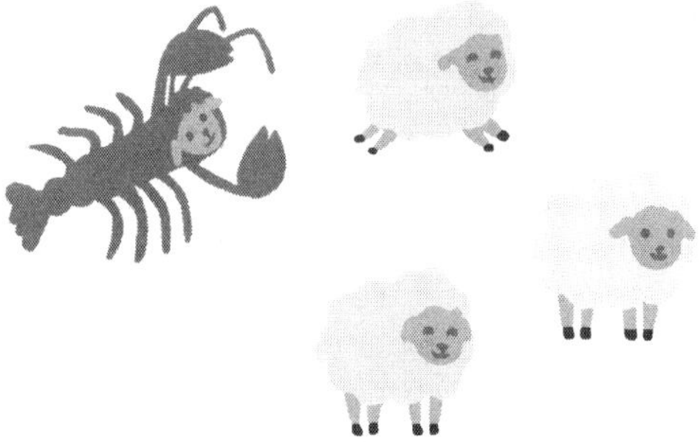

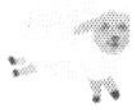

Telefon-terror bei der Arbeit

«Ja?!», sagt Dirk hörbar genervt in den Telefonhörer.
«Hi Dirk, Katja hier. Sag mal, der Auftrag 4711, wann kann der denn versendet werden?»
«Muss ich nachschauen», antwortet Dirk kurz und knapp.

Tippen im Hintergrund
Mausklicks
Tippen
Mausklicks
genervtes Tippen
überharter Enter-Anschlag

Dann meldet sich Dirk wieder: «Aktuell geplant für übernächste Woche Montag. War's das?»
«Erst übernächste Woche Montag? Dann kommt der Auftrag aber fast eine Woche zu spät beim Kunden an. Können wir das irgendwie vorziehen?»
«Katja, klar kann ich den vorziehen. Aber welchen anderen Auftrag soll ich dann später versenden? Klär das und auch, wer das den betroffenen Kunden erklärt, und melde dich dann wieder ... Bitte.» *Klick* Dirk hat aufgelegt.

«Mist, Dirk ist wieder genervt», denkt Katja. Jetzt weiß sie nicht einmal, welche anderen Aufträge vorher geplant sind. Wie soll sie so klären, was anders priorisiert werden kann? Das nervt auch sie. Sie beschließt, das Thema auf den Nachmittag zu verschieben und sich dann wieder darum zu kümmern.

Katja arbeitet schon seit sieben Jahren im Unternehmen. Sie leitet den Vertrieb. Das Unternehmen verkauft hochwertige Wassersportprodukte an Geschäftskunden. Diese werden immer vom zentralen Lager an die Kunden gesendet. Dirk verantwortet den Lager- und Logistikbereich. Er ist sogar zwei Jahre länger im Unternehmen beschäftigt. Immer zur

Hauptsaison wird es stressig. Dann sind häufig alle genervt, weil es so viele Rückfragen gibt.

Der Kunde des Auftrags 4711 hatte heute Morgen bei Katja angerufen und gefragt, ob bei seiner Bestellung alles planmäßig verläuft. Der Kunde ist genauso nervös, weil er sich auf sein neues Produkt freut, es verhältnismäßig teuer ist und er damit auch sein Geschäft plant. Katja weiß auch, dass Dirk und sein kleines Team immer schnellstmöglich arbeiten. Wenn der Auftrag aber fast eine Woche später ausgeliefert wird, wird der Kunde das gar nicht gut finden. Sie will das dem Kunden eigentlich nicht mitteilen. So wurde der Kunde erst mal vertröstet.

Katja spricht zuerst mit ihren Vertriebskollegen, um herauszufinden, welche anderen Aufträge vor ihrem Auftrag in der Logistik an der Reihe sein könnten. Mit jedem ihrer vier Mitarbeiter spricht sie dazu 15–20 Minuten, um sich ein Gesamtbild der Auftragslage zu verschaffen. Es müssten eigentlich die Aufträge 0815 und 1337 vor dem Auftrag 4711 an der Reihe sein. 0815 ist viel kleiner als 4711. Da könnte der Kunde schon ein wenig warten. Allerdings wurde der Auftrag bereits verschoben. «Lieber einen Kunden, der zweimal vertröstet wurde, als zwei, bei denen wir die Lieferung nicht einhalten, oder?», fragt sich Katja selbst.

Am Nachmittag ruft Katja wieder bei Dirk an: «Hi Dirk, kannst du Auftrag 0815 bitte hinter 4711 schieben? Dann kann 4711 pünktlich raus.»
«Warte», antwortet Dirk wieder kurz und knapp.

Tippen
Mausklicks
Tippen

«Nein, kann ich nicht», antwortet Dirk, «der ging eben auf die Palette und wird heute ausgeliefert.»
«Oh, verdammt! Welche Aufträge sind denn noch vor 4711 an der Reihe?» Sie klingt bereits leicht genervt. «1337 und 0800 sind noch davor dran. Welchen soll ich wechseln?», fragt Dirk zurück.
«Ich kümmere mich darum», antwortet Katja schon fast frustriert.

Katja schaut jetzt selbst im ERP-System nach, wie der Stand der Aufträge 1337 und 0800 ist und welche Kollegen für diese verantwortlich sind. Nach zwei kurzen Gesprächen mit den jeweiligen Kollegen ist klar, dass 0800 noch eine Woche geschoben werden kann.

Am Abend ruft Katja Dirk wieder an. Ein kurzes «Ja» kommt aus dem Hörer.
«Hi Dirk. Bitte Auftrag 4711 vor Auftrag 0800 schieben, okay?»
«Alles klar.»
«Danke.»

«Puuh, schwere Geburt», denkt Katja. Heute hat es wieder sehr viel Zeit gekostet, alle Informationen zusammenzutragen und die einzelnen Dinge zu koordinieren. «Aber ich habe es wieder mal geschafft. Mein Kunde wird happy sein.» Katja macht sich zufrieden und auch ein wenig stolz auf den Weg nach Hause.

Im Lager beschwert sich Dirk indessen bei seinen Kollegen: «Irgendwann schmeiße ich das Telefon raus. Ich wurde heute mindestens siebenmal von meiner Arbeit abgehalten, weil irgendwer im Vertrieb wieder wissen wollte, was mit seinem Auftrag ist. Sollen sie herkommen und selbst gucken.»
«Ja, das kenne ich», antwortet Jochen, «so ist das in der Saison nun mal.»

Dirk, Jochen und die anderen Lager- und Logistikmitarbeiter werden regelmäßig von allen fünf Vertriebsmitarbeitern mit Fragen zum aktuellen Status der Auslieferungen von ihrer Arbeit abgelenkt. In der Saison ist es aber kaum auszuhalten, weil so viele Bestellungen gleichzeitig verarbeitet werden. Das Lager hat mehr als 1.000 qm. Wenn man dort hinten am Regal – schlimmstenfalls noch oben auf der Leiter – unterwegs ist und das Telefon klingelt, muss man wirklich schnell sein, um es noch rechtzeitig zu schaffen. Das kostet Kraft und vor allem Zeit. Zudem lenkt es ab und die Fehlerquote wird höher.

«Manchmal nervt die Saison», denkt Dirk ausgelaugt auf dem Weg nach Hause.

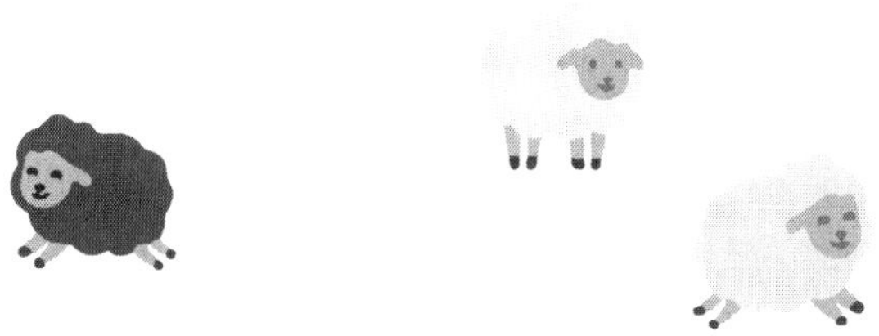

Transparenz ist King

Mitarbeiter sollten regelmäßig miteinander kommunizieren dürfen. Katja und Dirk können sich eigentlich gut leiden – aber aufgrund dieser Art der Kommunikation, die sie führen müssen, sind sie immer mehr voneinander genervt.
Die beiden müssen auf diese Weise kommunizieren wegen eines eigentlich einfach zu behebenden Fehlers im Unternehmenssystem.

Beide sind Führungskräfte. Beide zeigen eine hohe Verantwortung für die Arbeit innerhalb ihrer eigenen Bereiche. Aber wer ist verantwortlich für die Softwarewerkzeuge, die beide benutzen? Das Logistiksystem und das Vertriebssystem sind nicht ideal miteinander vernetzt. Beide Bereiche haben Zugriff auf Informationen, die dem jeweils anderen verborgen bleiben. Es gibt hier sogar noch eine dritte Komponente: den Kunden. Dieser hat – wenn man es genau nimmt – die unnötige Kommunikation erst angestoßen. Der Kunde hatte aber keine Möglichkeit herauszufinden, ob alles im grünen Bereich ist, ohne Katja anzurufen. Wie kann man dies jetzt lösen?

In dem vorliegenden Prozess fehlt es an übergreifender Transparenz innerhalb der Organisation und von der Organisation nach außen zu Kunden und ggfs. Lieferanten. Als Führungspersönlichkeit übernimmst du bestenfalls nicht nur Verantwortung für deinen eigenen Bereich, sondern auch für angrenzende Bereiche und die Schnittstellen zu diesen Bereichen. Einer (entweder Katja oder Dirk) oder beide gemeinsam müssen hier den ersten Schritt machen und das eigentliche Problem identifizieren und benennen: Die Informationen, die in der Logistik vorliegen, sollten auch im Vertriebsteam transparent einsehbar sein. Dann müssen mögliche Lösungswege erarbeitet werden, um diese Transparenz herzustellen. Solche Lösungswege werden bestenfalls auch direkt übergreifend erarbeitet. Hierfür können andere Bereiche des Unternehmens oder Dienstleister beauftragt werden. Solche Aktivitäten müssen möglicherweise gegenüber anderen Tätigkeiten priorisiert werden. Also braucht es eine Argumentation, wieso das Thema wichtig ist. In unserem Fall:

- Logistikmitarbeiter werden zu oft bei der Arbeit unterbrochen. Die Effizienz im Lager kann um 9–13 Prozent gesteigert werden, wenn diese Ablenkungen ausbleiben.
- Einzelne Vertriebsmitarbeiter müssen ad hoc und fallbezogen die Prioritäten verändern, was durch viel Abstimmungsaufwand unnötige Zeit kostet. Stattdessen könnten die Vertriebsmitarbeiter aktiver verkaufen, was den Umsatz um 7–11 Prozent steigern könnte.
- Der Kunde könnte Zugriff auf die Lieferinformationen erhalten, was zu noch weniger Rückfragen und mehr Vertrauen beim Kunden führen würde. Zudem macht es einen modernen und professionellen Eindruck, wenn der Kunde die Prozesse, die ihn direkt betreffen, transparent verfolgen kann.
- Möglicherweise könnten sogar Lieferanten und Logistikpartner angebunden werden.

Katja und Dirk haben es pragmatischer gelöst. Sie haben im Vertriebsbüro einen einfachen Computer aufgestellt, der ein Abbild des Logistiksystems darstellt. So können alle Vertriebsmitarbeiter jederzeit sehen, welche Aufträge für wann geplant sind. Zudem kann sie als Vertriebsleiterin in diesem System selbstständig die Prioritäten verändern. Durch diese Veränderung kann sie die Logistik steuern, ohne ständig nachfragen zu müssen.

Katja und ihr Vertriebsteam können durch diese einfache Maßnahme den Kunden eine direkte Auskunft geben, ohne intern andere Kollegen belästigen zu müssen. Als nächster

Schritt ist geplant, die Daten aus dem Logistiksystem auf ein Kundenportal zu spiegeln, damit die geplanten Lieferzeiten auch transparent vom Kunden eingesehen werden können. Allein durch einen einfachen Computer konnten die Stimmung stark verbessert und die Effizienz in der Logistik und im Vertrieb verbessert werden. Wenn der Kunde jetzt noch Zugriff auf diese Informationen erhält, wird die Produktivität weiter steigen. Und all das nicht durch stärkere Kontrolle oder Abstriche in der Qualität, sondern nur durch Transparenz.

Führungskräfte scheuen sich häufig vor Transparenz, weil die Transparenz auch Schwächen oder Fehler offenbaren kann. Führungspersönlichkeiten schätzen und wünschen sich Transparenz, weil dadurch die Effizienz gesteigert wird und Schwächen und Fehler offenbart werden. Diese können nämlich erst dann behoben werden, wenn sie klar und deutlich auf dem Tisch liegen.

Katja und Dirk sind immer noch gestresst in der Saison, weil immer noch viel zu tun ist. Aber sie sind wenigstens nicht mehr gestresst voneinander und trinken gern den ein oder anderen Kaffee gemeinsam in der Pause.

Schaue also über deinen eigenen Bereich hinaus, wo es an Transparenz fehlt, und finde Mittel und Wege, die Transparenz übergreifend zu verbessern. Das wird sich positiv auf das Betriebsklima und auf die Produktivität auswirken.

«MANCHE MENSCHEN BENUTZEN IHRE INTELLIGENZ ZUM VEREINFACHEN, MANCHE ZUM KOMPLIZIEREN.»

Erich Kästner

Von der Schlacht-bank zum Sonnenschein

Gut gelaunt fährt Petra an diesem sonnigen Morgen Richtung Kunde. Petra ist seit drei Wochen neue Geschäftsführerin eines mittelständischen Unternehmens. Das Unternehmen bietet Dienstleistungen für Geschäftskunden an. Heute lernt sie einen ihrer größten neuen Kunden kennen, weshalb sie ein wenig nervös ist. Sie hat sich im Team schon gut eingelebt und bereits ein paar Kunden besucht. Mit dem Hauptansprechpartner wurde ein erster Austausch vereinbart. Das findet meist in gemütlicher Atmosphäre und häufig sogar mit einem begleitenden Mittagessen statt. Während der zweistündigen Autofahrt wird sie immer entspannter. Sie hat schon viele Kundentermine in ihrem Berufsleben gehabt und ist gut darin. Also wird auch heute alles gut gehen.

Der Ansprechpartner holt Petra am Empfang persönlich ab. Der Start in den Termin ist wie erwartet freundlich und offen. Gemeinsam gehen die beiden in einen Besprechungsraum. Beim Betreten überkommt Petra ein sehr ungutes Gefühl. In dem Besprechungsraum sitzen schon acht weitere Menschen im Kreis um einen Tisch. Ein Stuhl für sie und ein Stuhl für den direkten Ansprechpartner ist noch frei. «Ui, das sind aber viele», denkt Petra. Das mulmige Gefühl schiebt Petra schnell beiseite und begrüßt höflich alle Anwesenden. So oder so freut sie sich auf den Termin und ist begeistert, dass sich so viele Menschen für sie interessieren.

Alle stellen sich der Reihe nach vor. Die Geschäftsführer des Kunden sind anwesend. Alle Führungskräfte sind anwesend. Das ungute Gefühl kommt wieder zurück. «Warum sind die heute alle hier? Doch nicht für einen banalen ersten Austausch?», fragt sich Petra.

Sebastian Sauter – der Vorsitzende der Geschäftsführung – übernimmt nach der Vorstellungsrunde das Wort: «Danke, Frau Merkens, dass sie heute zu uns gekommen sind. Es freut uns, Sie kennenzulernen. Wie Sie sehen, sind alle wichtigen Führungskräfte unseres Unternehmens anwesend, weil wir mit Ihrem Produkt massive Probleme in vielen Bereichen haben. Darüber möchten wir heute gern mit Ihnen sprechen.»

BÄÄHM – Der lockere Empfang ist abgehakt, jetzt geht es nur noch um Probleme. Aber welche? Die Mitarbeiter haben Petra nicht erzählt, dass dieser Kunde Probleme mit dem Produkt hat. Derartige Beschwerden sind ihr neu. Petra schluckt einmal kräftig und antwortet: «Sehr gern, dafür bin ich da.» Sie nimmt Zettel und Stift zur Hand, denn sie weiß, dass jetzt einige Informationen auf sie einprasseln werden, die sie besser notiert, um sie später im Unternehmen zu besprechen und bestenfalls Lösungen zu finden.

Mehr als 80 Minuten hört Petra zu. Es geht um Bedienungsprobleme, um Fehler der Vergangenheit und um nicht eingehaltene Zusagen. Natürlich geht es auch darum zu prüfen, ob die Zusammenarbeit überhaupt noch fruchtbar funktionieren kann. Petra ist während dieser Flut an Vorwürfen meist sehr still. Sie nickt hin und wieder, akzeptiert die Aussagen und notiert viele wichtige Dinge.

Während sie zuhört, spürt sie, wie sie mehr und mehr verärgert ist. Jedoch nicht wegen der teilweise ungerechtfertigten Anschuldigungen, sondern eher wegen ihres eigenen Unternehmens. Sie hört, wie die Führungskräfte des Kunden von ihrer Frustration sprechen, die sie empfinden, wenn sie das Produkt nutzen. Sie denkt: «So einen Dienstleister würde ich auch nicht gern haben.» Innerlich stellt sie sich auf die Seite des Kunden und überlegt, wie sie sich fühlen würde, wenn sie der Kunde wäre. Und sie fühlt mit den anderen Personen im Raum. Jetzt kommt sie richtig in Fahrt. Sie hakt sogar bei manchen Aussagen ein und erweitert: «Wenn unser Produkt so und so funktioniert, hilft Ihnen das doch gar nicht. Eigent-

lich müsste es doch dann so oder so funktionieren, oder?»
Langsam wird aus dem Monolog der Mitarbeiter ein Dialog, in dem alle Beteiligten die vorliegende Situation optimieren wollen. Aus den schlechten Erfahrungen werden konstruktive und innovative Ideen für die Zukunft geschmiedet. Petra sagt sogar zwischenzeitlich: «Es tut mir leid, dass unser Produkt bei Ihnen zu solchen Schwierigkeiten geführt hat. Ich bin erst seit Kurzem dabei und übernehme die volle Verantwortung dafür, dass wir die Missstände so schnell wie möglich abstellen.»

In einem Bereich wird sogar ein Brennpunkt für Probleme identifiziert. Die Gruppe entscheidet gemeinsam, den Nachmittag zu nutzen, um diesen Bereich genauer zu beleuchten. Dadurch werden aus den geplanten zwei Stunden, um den Kunden kennenzulernen, acht Stunden konstruktive Zusammenarbeit. Die Grundsteine für die künftige Zusammenarbeit werden neu gelegt.

Jetzt ist es langsam an der Zeit für Petra, wieder nach Hause zu fahren. Sie verabschiedet sich bei den Führungskräften und wird noch einmal zu Sebastian Sauter gebeten, der sofort fragt: «Wie war der Nachmittag?»
«Sehr gut. Wir konnten einige Punkte für Optimierungen finden. Für manche werden wir Zeit benötigen, aber manche können wir kurzfristig angehen, was bei den Kollegen Entlastung schaffen wird.»
«Danke, Frau Merkens, dass Sie heute hier waren. Und danke, dass Sie sich so viel Zeit genommen haben. Es ist heute ein sehr sonniger Tag. Aber, selbst wenn es heute den ganzen Tag geregnet hätte, hätten Sie den Sonnenschein hier zu uns gebracht. Ich war mir vor dem Termin nicht sicher, ob wir überhaupt eine weitere Zusammenarbeit mit Ihnen wollen, weil unsere Probleme durch Ihr Produkt schon sehr schwerwiegend sind. Jetzt bin ich aber zuversichtlich, dass

wir das mit Ihnen in den Griff bekommen. Ich habe schon viele Geschäftsleute kennengelernt, aber wie Sie heute mit der Kritik umgegangen sind und was Sie daraus gemacht haben, ist auf ganz hohem Niveau. Ich freue mich auf die Zusammenarbeit.»
Petra antwortet leicht geschmeichelt: «Vielen Dank, Herr Sauter. Ich gebe mein Bestes, damit wir partnerschaftlich und erfolgreich zusammenarbeiten können.»
«Dann kommen Sie gut nach Hause, Frau Merkens, und bis bald.»
«Danke, bis bald.»

Auf dem Weg nach Hause hat Petra viel Zeit zum Nachdenken. Sie fragt sich, wieso sie die eigenen Mitarbeiter nicht gewarnt haben. «Die hätten mir ja mal was sagen können!» Sie wurde auch leicht sauer auf sie. «Es wäre sogar ihre Pflicht gewesen, mir etwas zu sagen. Sie haben mich ins offene Messer laufen lassen!» Petra denkt darüber nach, sie direkt am nächsten Morgen zu einer Besprechung einzuladen und ihnen zu sagen, dass sie enttäuscht ist. Sie will ihnen vorwerfen, dass sie doch bitte eine neue Kollegin auf solche Dinge hinweisen müssen. Zum Glück ist die Autofahrt relativ lang. Sie verwirft diese Idee später wieder. «Was würde das bringen?», fragt sie sich selbst. «Vielleicht wussten die Mitarbeiter selbst gar nicht, wie heftig die Probleme beim Kunden sind?» Also schmiedet sie einen anderen Plan. Sie möchte den Mitarbeitern den Unterschied zwischen einem großartigen Dienstleister und einem mittelmäßigen Dienstleister erklären. Dafür will sie den Mitarbeitern eine Geschichte von Adlern und Enten erzählen. In der Geschichte geht es darum, dass wir Menschen uns teilweise wie Enten oder wie Adler verhalten. Enten watscheln in der Regel quakend umher, damit ihnen jemand Brot zuwirft. Sie quaken wegen der Probleme und suchen Ausreden. Sie beschweren sich, wenn ihnen nicht genug Brot zugeworfen wird. Adler hingegen fliegen majestätisch oben am Himmel und suchen sich ihre Beute aus. Sie übernehmen Verantwortung. «Ich möchte meine Kollegen dazu ermutigen, häufiger als Adler zu agieren», gibt sie sich selbst als Auftrag für den nächsten Tag.

Als Petra zu Hause ankommt, ist sie schon wieder weitgehend beruhigt. «Der Termin mit dem Kunden lief gut. Jetzt müssen wir natürlich auch liefern», denkt sie sich. Für den nächsten Morgen hat sie die Mitarbeiter um 10 Uhr eingeladen.

Die Geschichte von Adlern und Enten kommt bei den meisten Mitarbeitern gut an. Sie sind erfreut, dass sie jemand ermutigt, das Beste aus sich herauszuholen.

«FÜHRUNG BEDEUTET, DEN WERT UND DAS POTENZIAL EINES MENSCHEN SO KLAR ZU SEHEN UND HERVORZUHEBEN, DASS ER SELBST DARAN GLAUBT.»

Holger Stollenwerk

Die Kundenbeziehung wird im Laufe der Zeit immer besser. Petra und ihr Team liefern schnell die notwendigen Ergebnisse und der Termin auf der Schlachtbank ist bald vergessen. Heute scheint häufiger die Sonne für Petra und ihr Team, das nie erfahren hat, wie sauer Petra zwischenzeitlich war.

Kritik in positive Energie umwandeln

Petra war erst wenige Wochen im Unternehmen. Sie konnte nichts für die Missstände beim Kunden. Dennoch hat sie die Kritik des Kunden angenommen, akzeptiert und sogar direkt die volle Verantwortung übernommen. Das hätte sie nicht tun müssen. Sie hätte sich rechtfertigen können. Sie hätte Ausreden finden können. Sie hätte die Meinung des Kunden infrage stellen und gegenargumentieren können. Doch das tat sie nicht. Das war ihr erster Geniestreich. Führungskräfte neigen dazu, Kritik abwenden zu wollen, sie zurückzuweisen oder Schuldige zu suchen. Führungspersönlichkeiten wissen, dass Kritik kostenlose Beratung ist. Zudem hat Petra erkannt, dass sie entweder die Zeit mit dem Kunden nutzen kann, um zu diskutieren, wer recht hat, oder dazu, mit dem Kunden konstruktiv zusammenzuarbeiten.

«Kritik ist kostenlose Beratung.»

Holger Stollenwerk

Kunden richten ihren Blick häufig auf die Vergangenheit. Das ist logisch, weil sie in ihrer Position kaum die Zukunft verändern können, wenn du ihnen als Dienstleister ein Produkt zur Verfügung stellst. Es ist deshalb besonders wichtig, den Kunden bei der Bewertung der Vergangenheit gut zuzuhören, damit du verstehst, welche Eigenschaften und Verhaltensweisen deines Unternehmens positiv oder negativ waren. Für diese Vergangenheit kannst du dann die Verantwortung übernehmen und die Meinung des Kunden akzeptieren. Dann richtest du gemeinsam den Blick auf die Zukunft. Dass Petra hier die Probleme des Kunden aufgegriffen und weitergedacht hat, war perfekt. Der Kunde wurde sofort in die Zukunft mitgenommen. Zugleich wurden seine Meinung und sein Unmut akzeptiert. Der Kunde war jetzt gar nicht mehr in der Lage, weitere Probleme anzusprechen oder die Probleme noch größer zu verargumentieren. Er musste seine

Meinung auch gar nicht verteidigen. Die Energie des Kunden konnte also ebenfalls frei in die Zukunft fließen. Durch diese Art der Kommunikation wird der Kritiker mehr oder weniger entwaffnet.

Wenn du dann gemeinsam mit dem Kunden in einer konstruktiven und in die Zukunft gerichteten Arbeitsweise angekommen bist, könnt ihr produktiv werden. Die gesamte Energie der negativen Kritik wird somit in positive Energie zur gemeinsamen Weiterentwicklung umgewandelt.

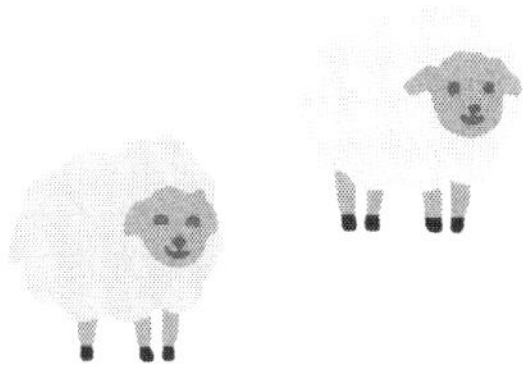

Die Neue

Julia ist die neue Mitarbeiterin in der IT-Abteilung einer kleinen Bankgesellschaft, die sich einen Namen mit besonders ausgefallenen Finanzierungsangeboten für spezielle Kundengruppen gemacht hat. An ihrem ersten Arbeitstag nimmt sie Jan – ein langjähriger Mitarbeiter – gegen 9:00 Uhr in Empfang.
«Hallo Julia, wie geht es dir?»
Julia lächelt und antwortet: «Ich freue mich sehr, hier zu sein, aber ich bin ein wenig aufgeregt.»
«Es gibt überhaupt keinen Grund, aufgeregt zu sein», antwortet Jan mit einem breiten Grinsen im Gesicht. «Aber um ehrlich zu sein, mir ging es damals vor 13 Jahren genauso. Ich erinnere mich an meinen ersten Tag, als wäre es gestern gewesen. Deshalb schauen wir, dass es für dich ein schöner und gelungener Tag wird. Ich mache heute einen Rundgang mit dir, damit du das Gebäude und die Kollegen kennenlernst.» Jan startet mit dem Empfangsbereich, dann geht es in die Kantine, die Besprechungsräume und durch das Hauptgebäude über die Treppe bis hoch in den dritten Stock. Auf dem Weg begegnen ihnen überall Kollegen, die Jan schon lange kennt.
«Hi, darf ich dir Julia vorstellen, unsere neue IT-Kollegin», begrüßt Jan unterschiedliche Kollegen. «Schön, dass du hier bist, lass dich von Jan gut einweisen. Viel Erfolg wünsche ich dir», ist die Antwort von nahezu jedem. Julia fühlt sich gut aufgehoben und die Aufregung verfliegt schnell. Auf dem Weg in ihr neues Büro bleibt Jan plötzlich stehen: «Da kommt Herr Pfeiffer.»
Julia fragt: «Wer ist Herr Pfeiffer?»
«Keine Sorge, ich meine, da kommt unser IT-Vorstand Peter Pfeiffer.» Ein älterer Herr kommt ihnen strammen Schrittes entgegen. Er bleibt stehen und reicht Julia die Hand: «Ein neues Gesicht, wie wunderbar. Herzlich willkommen! Junge Menschen bereichern unseren IT-Bereich. Ich freue mich sehr, dass wir Sie für unser Team gewinnen konnten. Viel Erfolg wünsche ich Ihnen.» Schon eilt er weiter den Gang entlang und verschwindet im Fahrstuhl. Julia freut sich über die netten Worte

zum Einstand: «Sind hier alle so nett?»
«Auf jeden Fall», antwortet Jan und lächelt.

An ihrem Arbeitsplatz angekommen, wird sie von Paul mit einem Strauß Blumen in den schönsten Farben begrüßt. «Herzlich willkommen. Eine kleine Aufmerksamkeit zum Einstand von uns allen für dich.» Julia ist sehr gerührt von der netten Geste. Auf ihrem Schreibtisch liegen jede Menge buntes Konfetti, eine Tafel Schokolade und eine Willkommenskarte. Es hängen mehrere Luftballons rund um ihren Bildschirm und eine Flasche Sekt hat Julia auch entdeckt. Sie wird leicht rot: «Das sieht ja wunderbar aus hier. Vielen Dank», sagt sie zu Paul und Jan.

Paul wird Julias Pate und begleitet sie in den ersten sechs Wochen. «Hier, dein Einarbeitungsplan», sagt Paul. Julia ist erstaunt. «Sechs Wochen Einarbeitung. Ich dachte, es geht gleich richtig los?»
Paul antwortet: «Wir wollen, dass du gut im Unternehmen ankommst. Klar könnten wir dich auch direkt in deine Tätigkeit einweisen. Uns ist aber wichtig, dass du zuerst das Unternehmen mit seinen Werten, seiner Geschichte und alle Bereiche und Kollegen kennenlernst, mit denen du zukünftig zusammenarbeiten wirst.» Julia ist von diesem Vorgehen begeistert. Alle Personalunterlagen wurden bereits für Julia ausgefüllt. Sie muss sich um nichts kümmern.

Die ersten sechs Wochen vergehen wie im Flug. Kontinuierlich erhält Julia in den ersten Wochen Feedback von den Kollegen und wird nach ihrer Meinung gefragt. Julia lernt regelmäßig großartige neue Kollegen kennen und baut viel Vertrauen in ihre Umgebung auf. Auch die Kollegen lernen Julia intensiv kennen. Es gibt mit jedem Mitarbeiter einen exklusiven Kennenlerntermin, in dem neben den beruflichen auch private Informationen ausgetauscht werden können und sollen.

Heute ist Julia fünf Jahre im Unternehmen. Ein Wechsel ist für sie undenkbar. So wohl fühlt sie sich. Ihre Tätigkeit hat sie während der Einarbeitung schnell gelernt, mit den Kollegen arbeitet sie sehr gern zusammen. Heute ist sie diejenige, die neue Mitarbeiter am ersten Arbeitstag begrüßt und dabei jedes Mal an ihren eigenen ersten Tag denken muss. Es war der bisher schönste erste Tag im Beruf, den sie je erlebt hat, und sie möchte, dass auch neue Mitarbeiter sich lange daran erinnern.

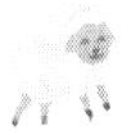

WILLKOMMEN, UM ZU BLEIBEN

Oft entscheidet bereits der erste Arbeitstag darüber, wie wohl sich ein Mitarbeiter im neuen Unternehmen fühlt. Dieser Tag bleibt dauerhaft in Erinnerung. Wird ein Mitarbeiter am ersten Tag gut aufgenommen, wird es ihm auch leichtfallen, künftige neue Kollegen am ersten Tag herzlich willkommen zu heißen.

Bei der Einarbeitung neuer Mitarbeiter ist nicht nur das reine Aufgabengebiet wichtig, sondern auch das gesamte Unternehmen. Schnittstellenbereiche und Kollegen sollten kennengelernt werden. Mit den Produkten möchte sich der neue Mitarbeiter auseinandersetzen und sich kreativ einbringen können. Das fördert die Bindung zum Unternehmen und beeinflusst die spätere Tätigkeit sehr positiv.

Der erste Tag prägt das Arbeitsverhältnis genauso, wenn er schiefläuft. Mitarbeiter, die am ersten Arbeitstag noch keine vollständige Arbeitsausrüstung haben oder für die sich niemand so recht verantwortlich fühlt, kommen immer noch häufiger vor, als du denkst. Ist die Einarbeitungsphase unkoordiniert, kann es passieren, dass ein Mitarbeiter nie richtig ankommt und das Unternehmen frühzeitig wieder verlässt. Zudem spürt der neue Mitarbeiter direkt, was hier im Unternehmen wichtig ist.

Wenn ein Mitarbeiter am ersten Tag Begeisterung und Wertschätzung erlebt, wird er mit höherer Wahrscheinlichkeit auch künftig im Aufeinandertreffen mit Kunden versuchen, diese Begeisterung und Wertschätzung weiterzugeben. Wenn der erste Tag jedoch ein Reinfall ist, wird der Mitarbeiter seine eigene Leistung auch an diesem ersten Tag messen und nur das Notwendigste leisten.

Mitarbeiter kommen und gehen. Wenn du ihnen einen hervorragenden ersten Tag beschert hast, werden sie beim Verlassen des Unternehmens diesen ersten Tag dennoch positiv

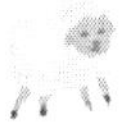

in Erinnerung behalten und möglicherweise andere neue Mitarbeiter zu dir schicken.

Denke darüber nach, welches Gefühl neue Mitarbeiter an ihrem ersten Arbeitstag in deinem Team haben sollten. Sollen sie sich willkommen fühlen? Sollten sie eine besondere Aufmerksamkeit erhalten? Solltest du auf alle Unannehmlichkeiten, die entstehen könnten, direkt von vornherein hinweisen? Dieser Onboarding-Prozess beginnt schon mit der Unterschrift des Arbeitsvertrages und endet 90–180 Tage nach Einstellung mit dem Ende der möglichen Probezeit. Welche Erfahrungen soll ein neuer Mitarbeiter in dieser Phase in deinem Team sammeln?

Wichtig ist, dass du diesen Prozess beschreibst und innerhalb deines Teams teilst, damit alle Kollegen diesen Prozess unterstützen. Das könnte der wichtigste Prozess für dein Team sein, um kontinuierlich gute Mitarbeiter zu halten.

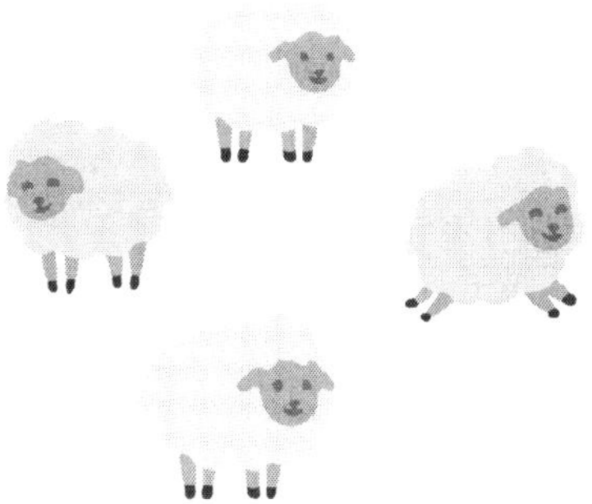

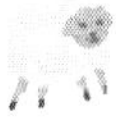

DER MÖWEN-MANAGER

Es ist wieder Zeit für eine Projektbesprechung an diesem düsteren Wintermorgen. Es hat ein wenig geschneit letzte Nacht, aber es ist noch dunkel um 7:58 Uhr in der Früh. Fast alle Teilnehmer sitzen schon im Besprechungsraum. Oskar, der in diesem Projekt die Verantwortung trägt, kommt herein. Er sieht – wie immer – aus, wie aus dem Ei gepellt, die glänzenden schwarzen Haare scharf nach hinten gebürstet. Der Raum füllt sich mit einem sanften Duft seines Eau de Toilette. Anika schwärmt innerlich: «Oskar sieht aber wieder heiß aus ... Und wie frisch er wieder riecht. Wahnsinn ...» Im Raum wird es ruhiger. Oskar setzt sich nicht auf einen Stuhl, sondern stellt sich an den Kopf des Tisches. Udo schaut ihn an und möchte eigentlich vor dem Beginn des Meetings noch etwas fragen, weil es offiziell erst um 8 Uhr losgeht. Oskar bemerkt seinen fragenden Blick und schnürt ihm das Wort ab, noch bevor der überhaupt etwas sagen kann. «Fang jetzt bloß nicht an, mich wieder mit deinem Ressourcenproblem zu nerven, das ist heute nicht das Thema.» Er nimmt eine leere Plastikflasche, die auf dem Tisch steht, und fegt sie auf den Boden. Dann geht es rund. Oskar plustert sich auf und erläutert fast schreiend, was ihm gerade nicht passt. Der Projektfortschritt ist nicht wie erwartet. Der Auftraggeber hat sich – mal wieder – bei ihm beschwert. Gestern sind einige Projektmitarbeiter schon vor dem eigentlichen Feierabend nach Hause gegangen. «Wird hier eigentlich auch gearbeitet?», fragt er scharf, erwartet aber keine Antwort, weil er direkt den nächsten Vorwurf in den Raum wirft. «An keiner Stelle im Projekt kann ich die nötige Professionalität sehen, die wir brauchen, um den Auftraggeber glücklich zu machen! Was ist los mit euch? Jetzt hängt euch mal rein!»

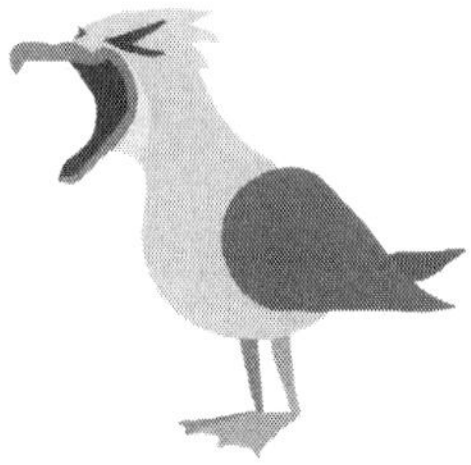

Als die Besprechung dann offiziell beginnt, wird Oskar nicht entspannter und behält das Wort meist bei sich. Am Ende hat er alles durchgesetzt, was er wollte, und verlässt zufrieden den Raum. Er hat ordentlich Dampf gemacht im Projekt. «Jetzt sollte es doch endlich laufen», denkt er zufrieden. Niemand hatte sich getraut, ihm zu widersprechen oder seine Meinung zu sagen. Die eigentlichen Probleme im Projekt wurden gar nicht angesprochen.

Nach der Besprechung schauen sich die Teilnehmer verwundert an. «Was war das denn?», sagen die Blicke einheitlich. Anika ist erstaunt. So wirkt Oskar gar nicht mehr so sexy wie zu Beginn beim Betreten des Raums. Er hat sich durchgesetzt mit seinem Verhalten und den Projektmitarbeitern von Beginn an klargemacht, dass er das Wort und damit das Sagen hat.

Udo, der schon viele Jahre bei der Firma arbeitet, ist geschockt. So eine Projektbesprechung hat er noch nie erlebt – auch nicht in anderen Unternehmen. Innerlich hat er eigentlich in diesem Termin gekündigt. Das war nicht der Anspruch, den er mit seinen 23 Jahren Berufserfahrung hatte. Sich vorwerfen zu lassen, dass er nicht professionell sei.

Kurzfristig erhält Oskar nach der «Besprechung» einige gute Nachrichten. Eine kleine Unstimmigkeit mit dem Kunden im Projekt wurde gelöst. Ein Arbeitspaket liegt jetzt zur Abnahme beim Kunden und der Fortschritt bei den kritischsten Aufgaben wurde aktualisiert. «Super, hat ja geklappt», denkt Oskar und fühlt sich bestätigt in seinem Verhalten. In der darauffolgenden Woche meldet sich Udo kurzfristig krank. Auch die anderen Mitarbeiter sind im Demotivations-Modus angekommen. Da das Projekt vorher bereits ein wenig in Verzug war, führt dieses Verhalten jetzt dazu, dass der Verzug nicht mehr aufgeholt werden kann. Das Projekt wird schlussendlich dennoch fertiggestellt. Mit einer Verzögerung von 13 Wochen statt der ursprünglich geplanten 28 Wochen. Oskar verteidigt seine Leistung gegenüber der Geschäftsleitung damit, dass die Mitarbeiter nicht motiviert genug waren und nur Dienst nach Vorschrift machten. Außerdem waren sie nicht professionell bei der Arbeit, weil sie die Deadlines im Projekt nicht eingehalten hatten. Der Kunde wird vermutlich keinen Folgeauftrag platzieren. So erweist sich das aktuelle Projekt aufgrund der Verzögerung als Nullnummer für das Unternehmen.

Anika ist mittlerweile in einer Partnerschaft und versucht, Projekte mit Oskar zu vermeiden. Es war ihr unangenehm, für ihn zu schwärmen, obwohl er so ein mieses Verhalten an den Tag gelegt hat. Udo hat das Unternehmen verlassen und bringt seine Berufserfahrung jetzt für einen Mitbewerber ein. Oskar ist immer noch Projektleiter in dem Unternehmen. Die Geschäftsleitung schätzt seinen Biss im Umgang mit den Mitarbeitern. Viele Mitarbeiter im Team machen ihren Job, lieben aber nicht die Art und Weise, wie sie es tun.

Wie du mit Möwen-Management deine Mitarbeiter demotivierst

Reinflattern, rumschreien, auf alles draufscheißen, rausflattern!
Kommt dir das bekannt vor? Vielleicht hast du auch schon einmal eine solche Führungskraft erlebt? Vielleicht hast du das selbst sogar schon so praktiziert (natürlich aus Unwissenheit und vor dem Lesen dieses Buchs)? Dann hast du schon Bekanntschaft mit dem Möwen-Management gemacht. Doch wer mag Möwen bei sich im Raum? Die lenken eigentlich nur ab, ziehen die Aufmerksamkeit auf sich und nerven die anderen. Wenn dann bildlich gesprochen wirklich noch auf alles geschissen wird, macht das den Raum sehr unattraktiv. Diese Methodik kann bei den Mitarbeitern einen kleinen Geschwindigkeits-Boost auslösen, weil sie in einen kurzfristigen Abwehrzustand geraten, in dem sie praktisch den Kopf ausschalten und einfach nur schnell handeln. Wenn dir eine Möwe den Mantel versaut, würdest du auch kurzfristig und schnell den Mantel ausziehen und versuchen, den Schaden zu begrenzen, oder?
Mittel- und langfristig demotivierst du die Mitarbeiter aber durch ein solches Verhalten. Sie hinterfragen, was sie falsch gemacht haben, und finden darauf häufig keine angemessene Antwort. Sie verlieren das Vertrauen in dich als Führungskraft, weil du ihnen die Schuld gegeben hast. Du befiehlst, beschuldigst und forderst, ohne viel zurückzugeben und zu unterstützen. Leider dauert es aber Monate oder sogar Jahre, um richtiges Vertrauen zu anderen Menschen aufzubauen. Und mit einer Möwen-Aktion von wenigen Minuten kannst du das gesamte Vertrauen wieder verspielen. Wenn du also das Gefühl bekommst, deinem Unmut Luft machen zu wollen, sieh in den Spiegel. Siehst du eine Möwe, dann flatter rein, schrei rum, scheiß überall drauf und flatter wieder raus. Wenn du aber eine Führungspersönlichkeit siehst, dann sei keine Möwe und übernimm die Verantwortung. Verantwortung für das Projektergebnis, für die Mitarbeiter, für den Erfolg des Kunden. Notfalls verschiebe das Projektmeeting,

wenn du emotional zu stark aufgeladen bist. Mach dir Gedanken über dein Auftreten, deine Kommunikation und dazu, wie du das gesamte Team und dich selbst stärker unterstützen kannst, um das Projekt zu beschleunigen. Führe über Fragen:

- Welche Hindernisse liegen objektiv vor?
- Welche Gründe gibt es für den Projektverzug?
- Wie kannst du aktiv bei der Entfernung dieser Hindernisse mitwirken?
- Welche Hindernisse sieht das Team für den Projekterfolg und wie können diese überwunden werden?

So stärkst du langfristig deine Projektteams und Mitarbeiter und wirst in der Zukunft seltener das Gefühl haben, zur Möwe werden zu müssen.

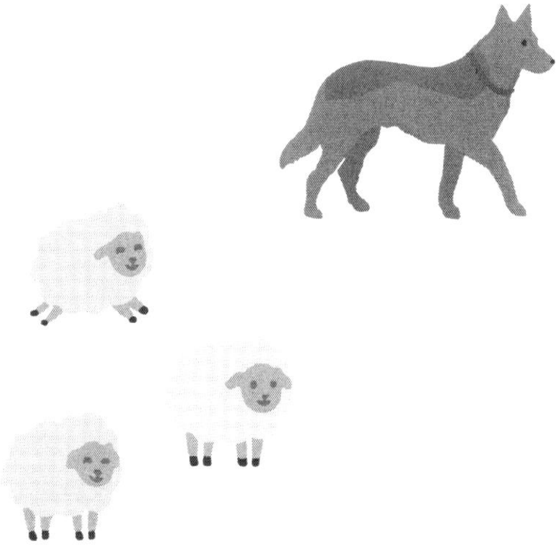

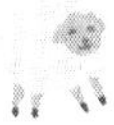

Die teuerste jemals berechnte und verschwendete Arbeitszeit

«Einen wunderschönen guten Morgen euch allen», sagt Jörg fröhlich, als er den Besprechungsraum betritt. Es sind schon etwa ein Dutzend Menschen im Raum und es herrscht hektisches Treiben wie auf einem türkischen Basar. Plätze werden durch Smartphones oder Laptops «reserviert». Kaffeetassen werden gesucht, Kaffee wird verteilt, überall werden kleine Gespräche in Gruppen geführt. Die Menschen im Raum begrüßen sich, es wird in allen Ecken getuschelt und gesprochen. Wir befinden uns im 22. Stockwerk eines sehr hochwertigen Bürogebäudes. Die Aussicht durch die tiefen Fensterscheiben an diesem sonnigen Morgen ist hervorragend. Dies steigert direkt die Laune aller Anwesenden, die Stimmung ist großartig. Jörg sucht zügig den Austausch mit Mark, weil er sich mit ihm noch kurz wegen des heutigen Termins abstimmen möchte. Er ist Geschäftsführer einer Softwarefirma. Mark ist Geschäftsführer des Kunden und hat zu diesem Austausch eingeladen.

23 Minuten nach Jörgs Ankunft sind alle Teilnehmer des Workshops angekommen und haben einen Platz gefunden. Insgesamt sind 19 Personen vor Ort: die 14 Mitarbeiter von Mark, Mark selbst mit seinem Geschäftsführerkollegen sowie Jörg und zwei seiner Mitarbeiter.

Mark eröffnet den Termin fast pünktlich um 9:32 Uhr: «Schön, dass ihr alle an diesem sommerlichen Tag hergekommen seid und euch die Zeit genommen habt. Heute und morgen wollen wir die aktuellen Anforderungen an unsere Software besprechen. Dafür sind auch Jörg und zwei seiner Kollegen dabei. Danke, Jörg, dass ihr es möglich machen konntet, hier zu sein.»

Den Workshop hatte Mark ganz grob vorbereitet und sich überlegt, dass die Teilnehmer ihre Wünsche an die Software sowieso kennen und diese im Termin dann äußern können.

Die eigenen Mitarbeiter gingen davon aus, dass sie nichts vorbereiten müssen, weil Mark das macht. Jörg hatte als Dienstleister keinen Auftrag von Mark, etwas vorzubereiten. Er sollte nur mit seinen Mitarbeitern den Workshop begleiten, damit mögliche Lösungen direkt auf Machbarkeit geprüft werden können. «Wenn du dabei bist, hörst du aus erster Hand, was die Mitarbeiter brauchen», hatte Mark ihm gesagt.

Der Workshop dauert insgesamt zwei volle Tage. So war es auch geplant. Die Anforderungen der verschiedenen Fachabteilungen sollten alle genügend Zeit und Raum erhalten. «Es ist eine Investition in unsere Zukunft», hatte Mark einzelnen Mitarbeitern gesagt, die sich nicht sicher waren, ob sie zwei volle Tage Zeit für einen solchen Workshop aufbringen konnten.
Die beiden Tage laufen wie typische Workshop-Tage ab. Es wird viel geredet und einiges diskutiert. Ein paar Dinge werden konkret im bestehenden System angeschaut. Einige Lösungsvorschläge werden grob erarbeitet.

Nach einigen Stunden kommt bei Jörg jedoch ein ungutes Gefühl auf: «Jetzt springen wir schon zum dritten Thema, aber Thema eins und zwei sind noch gar nicht komplett geklärt, oder?», fragt er sich selbst. Er gibt die Frage während des Workshops auch leise an seinen Mitarbeiter weiter, der auch nicht genau weiß, wie das zusammenpasst.

In der Mittagspause sucht Jörg das Gespräch mit Mark. Freundlich fragt er: «Und, Mark, wie läuft es aus deiner Sicht?»
«Hervorragend. Die Mitarbeiter können ihre Wünsche äußern und wir haben schon viele gute Ideen gehört, oder?», antwortet Mark gut gelaunt. Er ist wirklich stolz darauf, einen solchen Workshop zu ermöglichen, weil so etwas schon lange fällig war.
«Ja schon.» Jörg reagiert leicht zurückhaltend. «Wir haben

viele tolle Ideen gehört – aber es ist noch nicht konkret genug, um die Ideen auch umsetzen zu können. Es fehlen noch Entscheidungen oder Klarheit bei manchen Themen.»
«Alles gut, Jörg», sagt Mark zuversichtlich, «am Ende sammeln wir alle Ideen und entscheiden dann, was wir umsetzen.»
Jörg akzeptiert vorerst zufrieden diese Aussage und genießt das gute Mittagessen.

Die zwei Workshoptage vergehen wie im Flug. Die Mitarbeiter haben sich einige Probleme von der Seele geredet und der Dienstleister hat sich viele Notizen gemacht. Die von Jörg angesprochene Klarheit wie auch die Entscheidungen geraten in Vergessenheit. Am Ende des Workshops bedankt sich Mark bei allen Teilnehmern für die großartige Zusammenarbeit. Er ist sehr stolz auf sich. Er hat schon viel Erfahrung gesammelt und weiß, dass solche Workshops wichtig sind für das Team. Das hält die Motivation oben. Und auch der Dienstleister sollte merken, dass die Zusammenarbeit wichtig ist. Mark fährt an diesem Abend wie immer mit dem Fahrrad nach Hause. Die Strecke fühlt sich heute jedoch wesentlich leichter an als sonst. Er schwebt fast nach Hause.

Fünf Wochen später kommt Saskia in Marks Büro: «Hey Mark. Wir hatten ja im Workshop über die Möglichkeit der speziellen Filterung innerhalb unseres Systems gesprochen. Es klang so, als wäre das nicht schwer umzusetzen. Weißt du, wann das fertig ist? Es steht der Monatsabschluss an und da bräuchte ich den Filter, sonst schaff ich es wieder kaum rechtzeitig.» Mark überlegt kurz und antwortet: «Hi Saskia. Ja, ich erinnere mich. Kannst du mal bei Jörg nachfragen, wann das kommt?»
«Ähm, ja klar – kann ich machen.» Saskia ist etwas irritiert. Mark widmet sich wieder seinen Unterlagen und gibt ihr damit zu verstehen, dass das Thema erst mal erledigt ist. Sie

nimmt das hin, sucht Jörgs Telefonnummer und ruft ihn direkt an. Leider erreicht sie ihn erst zwei Tage später: «Hi Jörg, Saskia hier. Vor einigen Wochen wart ihr hier zum Workshop bei uns.»
«Hi Saskia – freut mich, von dir zu hören. Ja, was kann ich für dich tun?», erwidert Jörg freundlich.
«Diese Filterfunktion für den Monatsabschluss, die wir im Workshop besprochen hatten. Kannst du mir sagen, ab wann ich die nutzen kann?»
«Filterfunktion?», fragt Jörg zurück, um sich etwas Zeit für die Suche nach der Antwort zu verschaffen. «Ach ja, ich erinnere mich. Bisher haben wir keinen Auftrag erhalten, die Funktion einzubauen. Wir hatten aber schon festgestellt, dass es nicht so kompliziert ist – also wäre das vermutlich leicht einzubauen. Wann brauchst du die Funktion denn?»
«Oh, am liebsten sofort», Saskia ist enttäuscht. «Ich dachte, die Sachen sind schon in der Umsetzung.»
«Sofort wird schwierig. Wir arbeiten noch an einem größeren Projekt. Frühestens in zwei bis drei Wochen könnten wir damit anfangen. Bisher haben wir keinen Auftrag für eine Umsetzung erhalten.»
«Okay. Danke Jörg. Ich spreche mit Mark, ob wir das beauftragen können. Dann mach ich den Monatsabschluss doch noch manuell. Dir noch einen schönen Tag», sagt Saskia.
«Danke, dir auch», antwortet Jörg.

Nach dem Telefonat ist Jörg ein wenig perplex: «Glauben die jetzt wirklich, dass alles, was wir im Workshop grob umrissen haben, direkt umgesetzt wird?», fragt er sich selbst. Er nimmt sich vor, in einigen Tagen mit Mark zu sprechen, wenn er davon nichts mehr hört.

Saskia kommt wieder in Marks Büro. «Hey Mark, sag mal, Jörg meinte, die arbeiten gar nicht an den Dingen, die wir besprochen haben. Ich könnte jetzt den Filter für uns beauftragen – weiß aber nicht, ob ich das soll. Das wird ja vermutlich auch einiges kosten. Zudem können die erst in zwei bis drei Wochen anfangen. Wie siehst du das?»

«Wie, die arbeiten nicht daran?» Mark klingt schon etwas genervt. «Wieso waren die dann hier? Wenn du den Filter brauchst, beauftrage ihn ruhig. Ich spreche mal mit Jörg.»

«Danke, Mark.» Saskia verabschiedet sich fröhlich, weil sie bekommt, was sie braucht. Zwar verzögert – aber es geht weiter.

Jörg begrüßt Mark freundlich, als er dessen Nummer auf dem Display sieht: «Hallo Mark.»

«Hi Jörg. Sag mal, wieso werden die besprochenen Optimierungen für uns jetzt nicht umgesetzt?»

«Mark, wir haben bisher keinen Auftrag. Zudem sind die meisten Anforderungen noch viel zu grob. Manche Dinge widersprechen sich sogar und können so gar nicht umgesetzt werden. Eine Zusammenfassung der Ergebnisse zum Workshop haben wir auch nicht. Entscheidungen hatten wir nicht getroffen und nur ganz grob priorisiert. Wie soll ich auf der Basis irgendwas umsetzen?»

«Es muss doch klar gewesen sein, dass wir die Dinge umgesetzt haben wollen, Jörg. Wir machen hier so einen ausführlichen Workshop und ihr arbeitet jetzt nicht an den Dingen. Das ist ja super. Wann könnt ihr denn anfangen?» Mark ärgert sich über die Situation und versucht, das Gespräch zu lenken.

«Wir können so aktuell nicht einfach anfangen. Die Anforderungen sind noch zu unklar. Wir müssten die besprochenen Dinge zuerst strukturieren und dann offene Fragen klären. Außerdem entscheiden, was geht und was nicht, und dann noch priorisieren, in welcher Reihenfolge wir die Dinge umsetzen. Dann haben wir aber noch nicht über den Preis gesprochen.»

«Das sind doch fast alles Kleinigkeiten – und der Preis ist

ja auch klar. Budget haben wir dafür. Also was müssen wir tun?» Mark fühlt sich mittlerweile mit der gesamten Situation leicht überfordert. Er hatte einen super Workshop organisiert und jetzt wird irgendwie nichts umgesetzt. «Was soll das?», fragt er sich selbst.
«Wir können die Dinge, die wir notiert haben, aufbereiten. Da fehlt aber sicher einiges?», sagt Jörg. Es klingt eher nach einer Frage. «Dann sollten wir aber mit den einzelnen Verantwortlichen in den Fachabteilungen sprechen, um die Details zu identifizieren. An den Details hängt es oft bei solchen Projekten.»
«Dafür haben wir nicht genug Zeit, Jörg», entgegnet Mark. «Sprich doch bitte zuerst mit Saskia und setze ihre Anforderungen um. Danach schauen wir weiter, okay?»
«Alles klar, wie du es für richtig hältst, Mark. Danke dir.»
«Danke dir.» Die beiden verabschieden sich.

«Bei dem Workshop ist auch wieder nix rausgekommen, oder?», sagt Bernd zu Saskia, als sie sich bei einem Kaffee austauschen. «Fünf Monate sind seitdem vergangen und es ist nichts umgesetzt.»
«Ich habe den Filter bekommen», sagt Saskia stolz.
«Ja, also alles wie immer. Workshop gemacht, aber danach ist nichts – oder nur wenig – passiert.» Bernd reagiert gelassen. Beide arbeiten schon länger als vier Jahre im Unternehmen. Sie sind das gewohnt und stören sich nicht mehr daran.

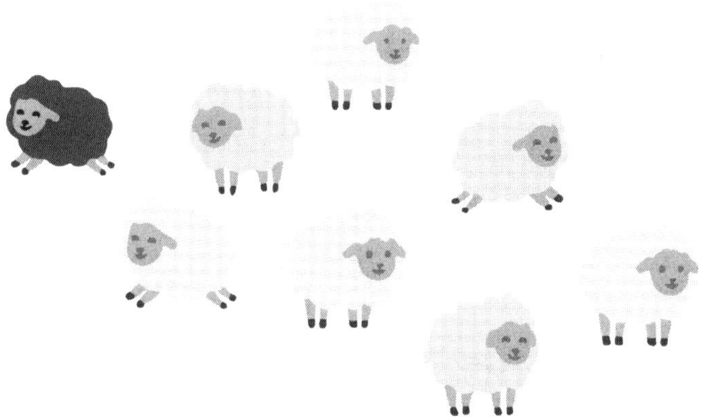

Arbeite mit Profis zusammen und mach nicht immer alles selbst

19 Personen saßen zwei ganze Tage intensiv zusammen. Viele wichtige Mitarbeiter für Marks Unternehmen. Dazu noch die beiden Geschäftsführer und ein externer Partner, bei dem auch der Geschäftsführer persönlich dabei war. Wenn wir davon ausgehen, dass im Durchschnitt jeder der Teilnehmer 55 Euro pro Stunde kostet, kommen wir bereits auf 16.720 Euro Personalkosten für die beiden Tage. Reisekosten, Verpflegung und Raumkosten noch nicht eingerechnet. Mark ging davon aus, dass ein solcher Workshop ein Selbstläufer sein wird. Die Mitarbeiter wissen, was sie brauchen. Der Dienstleister kann theoretisch liefern. Eigentlich ganz klar. Der Workshop wurde von Mark jedoch nur ganz grob vorbereitet. Es wurden keine gezielten Methoden ausgewählt oder vorbereitet, um die wichtigsten Themen zu identifizieren. Die richtigen Fragen wurden nicht gestellt und die Aufgaben und Ziele des Workshops waren unzureichend definiert.

Den Beteiligten fehlte es an Struktur und an Klarheit hinsichtlich ihrer eigenen Rolle. Besonders Jörg und seinem Team war Marks Erwartungshaltung nicht klar. Mark hatte die Kosten für den Workshop gar nicht als echte Kosten eingestuft. Die Mitarbeiter sind doch «eh da». Neben den Kosten des Workshops ist aber noch etwas Entscheidendes passiert: Die Mitarbeiter gewöhnen sich immer mehr daran, dass solche Initiativen ohne nennenswertes Ergebnis bleiben. Dieses Verhalten eignen sich die Mitarbeiter dann unbewusst auch an.

Wenn du selbst Workshops mit deinem Team machen möchtest, dann schätze bitte richtig ein, wie wichtig und wertvoll die Initiative ist. Denke darüber nach, was eure Arbeit kostet und welches Ergebnis dieses Investment rechtfertigt. Wenn du dann zu dem Schluss kommst, dass der Workshop wichtig genug ist, dann beauftrage einen professionellen Moderator. Dieser bereitet den Workshop und die anzuwendenden Methoden vor. Er bereitet die richtigen Fragen auf und führt die Teilnehmer strukturiert an ihr Ziel. Der Moderator kann dabei helfen, den richtigen Teilnehmerkreis zu finden und besonders bei der Dauer der Initiative beraten.

Wenn Mark akzeptiert hätte, dass er Unterstützung bei der Moderation eines solch wichtigen Workshops brauchen könnte, hätte er ein besseres Investment gemacht. Der Moderator hätte vielleicht ca. 2.500 Euro gekostet. Dafür wäre der Workshop vielleicht nach zwölf Stunden beendet gewesen. Dann hätte er nur noch 12.540 Euro plus 2.500 Euro, also 15.040 Euro gekostet. Dazu wären die Ergebnisse sehr wahrscheinlich hochwertiger gewesen, sodass mit den Ergebnissen eine bessere Weiterarbeit möglich gewesen wäre. Es wäre also nachhaltiger gewesen, weil der Moderator dafür gesorgt hätte, dass alle Beteiligten klare Aufgaben und Verantwortungen aus dem Workshop mitnehmen.

Workshops zu moderieren, ist nur ein Beispiel für derartige Szenarien. Es gibt genug Aufgaben, die wir uns als Führungspersönlichkeiten grundsätzlich zutrauen, weil sie «nicht so schwer» sind. Dann fehlt uns aber im Alltag die Zeit oder die Konzentration, diese scheinbar leichten Aufgaben in hoher Qualität zu erledigen. Genau an dieser Stelle ist es wichtig, dass du dein eigenes Ego hinter die Bedürfnisse deines Teams und der Firma stellst. Wenn du Expertenergebnisse haben möchtest, arbeite mit Experten zusammen. Diese Experten müssen nicht unbedingt Außenstehende sein. Auch innerhalb deiner Organisation kann es Experten geben, die du gezielt einsetzen kannst. Ja, externe Experten erfordern ein scheinbar zusätzliches Investment. Meistens zahlt sich dieses jedoch mehr als aus.

Reflektiere jetzt, ob du bereits Situationen hattest, in denen du etwas gemacht hast, obwohl es eigentlich nicht deiner Kernkompetenz entsprach. Wieso hast du es gemacht und nicht an einen Experten übergeben? Wie zufrieden warst du (ehrlich) mit dem langfristigen Ergebnis?

Als Führungspersönlichkeit musst du nicht alles immer selbst machen. Im Gegenteil: Du engagierst Experten für wichtige Aufgaben und betonst damit zusätzlich die Wichtigkeit dieser Aufgaben für dein Team.

Ich trau mich nicht

Es ist 11:03 Uhr, Ingo schaut aus dem Fenster seines Büros im vierten Stock. Dicke Wolken am Himmel, es regnet. Ingo ist seit sechs Monaten der neue Digital Transformation Manager im Unternehmen und in dieser wichtigen Rolle Teil der Geschäftsleitung. Trüb ist auch seine Stimmung, denn er hatte sich seine neue Herausforderung etwas anders vorgestellt. Ingo ist ein Freund von gewissenhaften Entscheidungen mit ausführlichen Voranalysen, jedoch wird er vom Vorstand immer mehr zu schnellen Entscheidungen gedrängt. Das Unternehmen hat in den vergangenen Jahren wenig entschieden und das gesamte Thema Digitalisierung immer wieder vertagt. Jetzt ist richtig Druck, schnell digital zu werden. Die meisten Konkurrenten sind inzwischen schon viel weiter. Einige sind mit ersten sehr erfolgreichen Digitalprojekten bereits am Markt und somit näher an den Kunden. «Ist das mein Problem?», fragt sich Ingo. Dieser Entscheidungsdruck ist äußerst unangenehm für ihn. Schließlich möchte er auch mit der Art und Weise, wie er Entscheidungen trifft, in seiner Rolle als Geschäftsführer Vorbild für die Mitarbeiter sein.

Es klopft an der Tür. «Herein», sagt Ingo. Es ist Hans, der Leiter der IT-Abteilung. «Hallo Hans, was kann ich für dich tun», fragt Ingo schon fast genervt, weil er sich schon denken kann, was Hans von ihm möchte.
«Hallo Ingo», erwidert Hans. Er kommt gleich zur Sache: «Ingo, die Beschwerden werden immer lauter. Jetzt haben schon zwei Softwareentwickler gekündigt, weil sie so nicht weiterarbeiten möchten.»
«Wie, gekündigt? Aus welchem Grund denn?»
«Seit Monaten ist uns bewusst, dass unser Softwaresystem abgelöst werden muss. Unsere Entwickler verlieren zunehmend die Motivation, weil sie fast nur noch dabei sind, Notlösungen zu finden oder Fehler zu beheben. Die Fachabteilungen beschweren sich durchweg, dass mit unserem alten

Softwaresystem die gewünschten neuen Funktionen nicht umsetzbar sind. Wie sollen wir denn so digital werden? Und genau das fragen sich eben auch unsere Softwareentwickler. Ich habe seit heute die ersten beiden Kündigungen mit genau dieser Begründung auf dem Tisch und befürchte, es kommen noch weitere hinzu.»

Ingo antwortet sehr bestimmt: «Das kann doch alles nicht wahr sein. Eine solche Investition muss klar durchdacht und überlegt sein. Ich bin selbst erst sechs Monate im Unternehmen und habe mir gerade einmal ein erstes Bild von der Prozesslandschaft gemacht. Bevor ich überhaupt potenzielle Softwareanbieter für ein neues System auswählen und zu einer Präsentation einladen kann, benötige ich noch Gespräche mit allen Fachbereichen und verschiedene Vor- und Bedarfsanalysen. Es ist klar, dass es ein neues System geben wird, aber die Mitarbeiter müssen sich noch etwas gedulden. Eine solche Investition kann ich dem Vorstand nicht ohne nachhaltige Argumentation vorlegen.» Nach einem längeren Austausch zu dem Thema mit Hans ist es inzwischen 12:01 Uhr. Hans verlässt Ingos Büro und dieser beschließt, heute allein in die Mittagspause zu gehen. An die frische Luft, um den Kopf wieder freizubekommen, denn er ist genervt. «Als wäre das mein einziges Thema», denkt er. An diesem Tag geht Ingo im angrenzenden Feld eine größere Runde als üblich spazieren, nachdem er sich zwei belegte Brötchen bei der nahe gelegenen Bäckerei gekauft hat. Er weiß nicht genau, wie er die Entscheidung für ein neues System strukturieren soll. Wie muss das System genau aussehen? Was, wenn er das falsche System auswählt? Die Verantwortung wiegt schwer auf seinen Schultern, als er zurück ins Büro kommt. An diesem Nachmittag ist er nicht sonderlich konzentriert bei der Arbeit. Viel erledigt bekommt er so nicht. Er ist unzufrieden, als er nach Hause fährt.

Zwei Tage später klopft es wieder an Ingos Bürotür. Dieses Mal ist es der Vorstand persönlich. «Herr Huber, was verschafft mir die Ehre?», fragt Ingo erstaunt, als dieser sein Büro betritt.
«Ich habe interessante Neuigkeiten und eine große Aufgabe für die nächsten Wochen. Unser neuer Kollege Klaus hat uns eine neue Software vorgestellt, mit der wir wie unsere wichtigsten Konkurrenten die Digitalisierung meistern können. Gekauft ist sie schon und wir erwarten die Einführung in den nächsten drei Monaten. Ingo, jetzt sind Sie dran. Sie werden die Leitung dieser wichtigen Einführung übernehmen und ab sofort von allen weiteren Tätigkeiten befreit. Das ist jetzt unsere dringendste Initiative», sagt Herr Huber. Ingo weiß nicht, wie ihm geschieht. «Was war das denn?», fragt er sich, nachdem er Herrn Huber mit überraschter Stimme seine Zusage gegeben hat.

Auf dem Weg nach Hause wird Ingo nachdenklich. Wenn der Vorstand persönlich so schnell entscheidet, war er dann zu langsam oder zu übervorsichtig? Was ist, wenn das schiefgeht? Ingo ist einerseits verärgert, dass der Vorstand über seinen Kopf hinweg entschieden hat. Andererseits ist er erleichtert, dass er diese Entscheidung nicht mehr mit sich herumschleppen muss.

Bereits am nächsten Tag setzt Ingo das Projektteam für die Softwareeinführung auf. Darunter auch Klaus, Hans und einige seiner Mitarbeiter. Alle sind hoch motiviert. Es wird spürbar, wie erleichtert alle über diese Entscheidung sind. Das Projekt läuft sehr gut an, erste Ergebnisse sind schnell zu sehen. Bei den Details gibt es, wie zu erwarten, Probleme mit dem System. Die Einführung gestaltet sich in manchen Fachbereichen als Vollkatastrophe. Ingo und sein Team schaffen es aber irgendwie, alles so anzupassen, dass es funktioniert. Die Einführung des Systems war natürlich nicht innerhalb von drei Monaten abgeschlossen. Es hat sogar sieben Monate gedauert – jedoch fühlt sich das jetzt endlich nach Digitalisierung für die Kollegen und die Kunden an. Alle sind stolz auf das Ergebnis, aber ist das wirklich so optimal gelaufen?

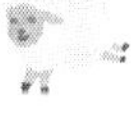

WENN DU NICHT ENTSCHEIDEST, TUT ES JEMAND ANDERES FÜR DICH

Es gibt eine chinesische Geschichte, die handelt von einem Bauern, der in einem sehr armen Dorf lebte. Dieser Bauer galt als reich, denn er besaß ein Pferd, mit dem er pflügte und Lasten befördern konnte. Eines Tages lief sein Pferd davon. Seine Nachbarn riefen, wie schrecklich das sei, weil sein Reichtum damit weggelaufen sei. Der Bauer meinte jedoch nur: «Wer weiß ...»

Ein paar Tage später kehrte das Pferd zurück und brachte zwei Wildpferde mit. Die Nachbarn freuten sich und sagten ihm, was für ein großes Glück er habe. Der Bauer antwortete erneut: «Wer weiß ...»

Am Tag darauf versuchte der Sohn des Bauern, eines der Wildpferde zu reiten. Das Pferd warf ihn jedoch ab, der Sohn brach sich beide Beine. Die Nachbarn sprachen dem Bauern ihr Beileid aus. Dieser antwortete nur: «Wer weiß ...»

In der darauffolgenden Woche kamen Rekrutierungsoffiziere ins Dorf, um alle jungen Männer zur Armee zu holen. Ein Krieg mit dem benachbarten Königreich bahnte sich an. Den Sohn des Bauern wollten sie nicht, weil seine Beine gebrochen waren. Die Nachbarn sagten ihm, was er doch für ein Glück und als Einziger im Dorf noch seinen Sohn habe. Der Bauer sagte jedoch nur: «Wer weiß ...»

Was hat die Geschichte mit Entscheidungen zu tun, fragst du dich? Die Geschichte zeigt dir, dass es kein objektives Richtig und Falsch gibt. Es gibt nur subjektive Realität und es ist immer eine Frage der Perspektive, ob jemand etwas als richtig oder falsch wahrnimmt. Wenn du akzeptieren kannst, dass es kein Richtig und Falsch gibt, dann wird dir das helfen, schneller Entscheidungen zu treffen.

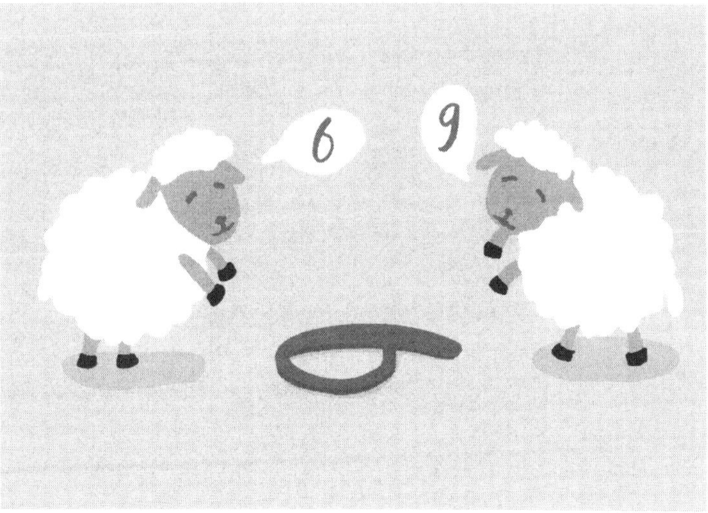

Was ist bei Ingo in der Geschichte passiert? Er hat die Entscheidung für ein neues System hinausgezögert. Ihm fehlten noch Informationen. Er war noch nicht bereit. Er wollte es ganz genau wissen. Durch seine Verzögerung passierte, was immer in einem solchen Fall passiert: Jemand anderes hat für Ingo entschieden. Manchmal sind es andere Personen wie hier der Vorstand. Manchmal sind es auch die Umstände, weil das Unternehmen ggfs. pleitegegangen und die Entscheidung dann egal gewesen wäre. Vielleicht hätte auch ein Kunde ein Softwaresystem vorgeschrieben und damit die Entscheidung für Ingo getroffen. Aber eine Entscheidung wird immer getroffen.

Wenn es objektiv kein Richtig und Falsch gibt, dann solltest du bei deinen Entscheidungen etwas weniger ängstlich sein. Was genau passiert in uns?

Wir wollen häufig keinen Fehler machen. Wollen vor anderen nicht schlecht dastehen bei einer möglichen unvorteilhaften Entscheidung. Außerdem denken wir häufig, dass eine fehlerhafte Entscheidung uns in eine Sackgasse drängt, aus der wir nicht mehr zurückkönnen. Wenn dich das plagt, dann denke daran, dass du jede entstandene Situation durch neue Entscheidungen wieder ändern kannst. Wenn du einmal für Option A entscheiden konntest, kannst du auch wieder für Option B entscheiden oder Option A so lange optimieren, bis es für dich passt.

Wie kannst du jetzt konkret an deinem Entscheidungsmuskel arbeiten?

- Frage dich: «Was ist das Worst-Case-Szenario, wenn deine Entscheidung nicht ideal war?» Meistens wird dann deutlich, dass allein das Nachdenken über Richtig oder Falsch länger dauert und damit kostspieliger für dich oder dein Unternehmen ist als dieses Worst-Case-Szenario.
- Übe im Alltag, schnell zu entscheiden: im Restaurant bei der Auswahl deines Essens, bei der Navigation oder beim Einkaufen.
- Ermutige andere zu schnellen Entscheidungen. Denn auch wenn du selbst nicht entscheiden musst, stärkst du deinen Entscheidungsmuskel, wenn du anderen hilfst, schnell zu entscheiden.
- Stell dir vor, was passiert, wenn du nicht entscheidest. Das kann dich zu einer schnelleren Entscheidung bewegen.

«ES IST HÄUFIG SCHNELLER, EINFACHER, AGILER, WENN DU NACHHER UM ENTSCHULDIGUNG BITTEST, ALS VORHER UM ERLAUBNIS ZU FRAGEN.»

Holger Stollenwerk

DIE PERFEKTI-ONISTIN

Marie ist glücklich und zufrieden. An einem herrlichen Frühlingstag fährt sie wie meistens mit dem Fahrrad zum 5 km entfernten Bürogebäude. Seit 15 Jahren arbeitet sie als Anwendungsentwicklerin für Versicherungssoftware im Unternehmen. Ursprünglich war das Unternehmen mit einer eigenen Programmiersprache am Markt. Als die Geschäfte schlechter liefen, kam die Idee auf, es mit einer Spezialsoftware für Versicherungen zu versuchen, was sehr erfolgreich verlief und dem Unternehmen zu enormem Wachstum verhalf.

Marie hat sich von Anfang an für ihren Job begeistert. Sie war für ihre Arbeit hoch angesehen, auch der Vorstand dankte ihr schon oft für ihren enormen Einsatz. Sie war Teil der Unternehmensgeschichte und -entwicklung. Immer freundlich, hoch motiviert und kompetent. Durch ihren Einsatz und ihre Betriebszugehörigkeit war sie die Allwissende, was die Versicherungssysteme anging.

Hierdurch erhielt sie auch verantwortungsvollere Aufgaben und Projekte. Mit mehr Verantwortung nahmen auch ihre Überstunden zu. Ihr war immer wichtig gewesen, alles absolut korrekt abzuliefern. Sie geht äußerst gewissenhaft vor.

Mittlerweile wurde eine eigene Testabteilung gegründet. Mehr Produkte und mehr Kunden machten diesen Schritt unumgänglich. Die Arbeit von Marie und ihren Kollegen wurde also jetzt von einem extra Testteam geprüft, bevor sie an die Kunden geliefert wurde.

Neben der reinen Programmierung neuer Funktionen gestaltet sie auch die Benutzeroberflächen und achtet bei der Rechtschreibung aufs kleinste Detail. Doch genau das wird immer mehr zum Problem. Maries äußerst gewissenhafte Arbeitsweise führt dazu, dass sie Lieferungen an die Testabteilung verschiebt. Die Tester haben dann kaum noch Zeit für die ausführlichen Tests, was unnötigen Zeitdruck erzeugt. Da auch der Termindruck durch die Kunden zunimmt und die Einhaltung der Endtermine für das Unternehmen sehr wichtig ist, kommt es zu Beschwerden über Marie.

Guido, der Leiter des Testteams, und verschiedene Kollegen haben versucht, mit Marie zu sprechen. Keine Chance. Marie verargumentiert die Wichtigkeit ihrer Änderungen bei jedem Lieferverzug. Deshalb folgt heute das Gespräch mit Uwe, ihrem direkten Vorgesetzten.

«Marie, schön, dich zu sehen. Wie geht es dir?», fragt Uwe, als Marie etwas nervös und aufgeregt pünktlich zum Termin sein Büro betritt.
«Hallo Uwe. Danke, bei mir ist so weit alles in Ordnung. Ich frage mich nur, warum du mich eingeladen hast», sagt Marie.
«Was meinst du denn?»
«Naja, ich weiß ja, dass sich Kollegen über mich beschweren.»
«Liebe Marie, bitte nimm dir das nicht zu sehr zu Herzen. Wir schätzen dich alle sehr, allerdings fragen wir uns, wie wir gemeinsam die Lieferverzüge hin zum Testteam reduzieren können. Schau, den Kollegen dort bleibt kaum Zeit für die Tests und der Druck auf sie wird immer höher.»
Marie ist erleichtert. «Ich dachte schon, die Kollegen haben sich über mich persönlich beschwert. Ich muss sagen, ich weiß es auch nicht. Ich mache meine Arbeit wie immer und gebe 100 Prozent.»
«Marie, wir schätzen das sehr. Du arbeitest äußerst gewissenhaft, aber meinst du, wir brauchen diese 100 Prozent wirklich? Vielleicht reichen ja manchmal auch 80 Prozent aus, weil es für den Kunden bereits 100 Prozent sind.»
«Das verstehe ich nicht», murmelt Marie.
«Na ja, schau mal, was erwartet denn der Kunde von uns?

In erster Linie doch die fehlerfreie neue Funktion, die wir ihm versprochen haben. Also sollte das doch unsere Hauptaufgabe sein. Natürlich gehören da auch die Benutzeroberfläche und die Rechtschreibung dazu. Aber, Marie, letzte Woche hast du eine Lieferung an die Tester wegen einer Änderung des Farbtons in der Menüführung zurückgehalten und letzten Monat wegen fehlender Leerzeichen bei Eingabefeldern. Meinst du, dem Kunden ist das wichtig?»
Marie schluckt. «So habe ich das noch nie gesehen. Also nein, ich denke, der Kunde bemerkt das vielleicht gar nicht. Da mache ich den Softwaretestern wohl eine Menge Stress mit meiner Feinarbeit.»
«Leider ja, Marie. Deshalb reden wir ja darüber. Versuche es doch mal mit 80 Prozent. Zuerst die fehlerfreie Funktion und natürlich die Arbeit von dir, die wir alle schätzen. Frage dich doch bitte, braucht der Kunde das wirklich? Wird es ihm nutzen oder überhaupt auffallen? So bin ich mir sicher, dass wir die 80 Prozent bekommen, die für uns mehr Schnelligkeit im Prozess bedeuten und für den Kunden bereits mehr als 100 Prozent sind.»
«Wie finde ich denn heraus, welches die richtigen 80 Prozent sind?», fragt Marie.
«Gute Frage», antwortet Uwe. «Frage dich doch bei jeder Funktion, was der Kunde wirklich benötigt. Womit könnte der Kunde nicht leben, wenn es fehlen würde? Welche kleinen Verbesserungen könnten wir auch nach der Auslieferung an den Kunden noch vornehmen? Ich weiß, das ist nicht immer leicht und auch nicht immer ganz eindeutig. Häufig hilft es hier auch, auf dein Bauchgefühl zu hören oder mal die Kollegen zu fragen, wie die es machen würden. Hilft das?»
«Ich denke, ja», sagt Marie. «Ich werde es versuchen, damit wir unsere immer noch überdurchschnittliche Arbeit schneller an den Kunden ausliefern können.»
«Danke, Marie.»
«Danke dir, Uwe.»

So hatte Marie das noch nie gesehen. Von nun an wendet sie diese Regel regelmäßig und mit Freude an. Sie probiert auch gern neue Dinge aus und hat sich auf dieses Experiment eingelassen. Marie hat sich bei ihren Kollegen freundlich entschuldigt für ihr perfektionistisches Verhalten. Mit der Zeit wurden auch ihre Überstunden weniger.

Die Kunden haben sich manchmal über kleine Fehler beschwert, jedoch waren sie immer überrascht von der Geschwindigkeit der Auslieferung. Dem Unternehmen geht es heute gut und Marie ist zufrieden mit der verbesserten Stimmung im Team.

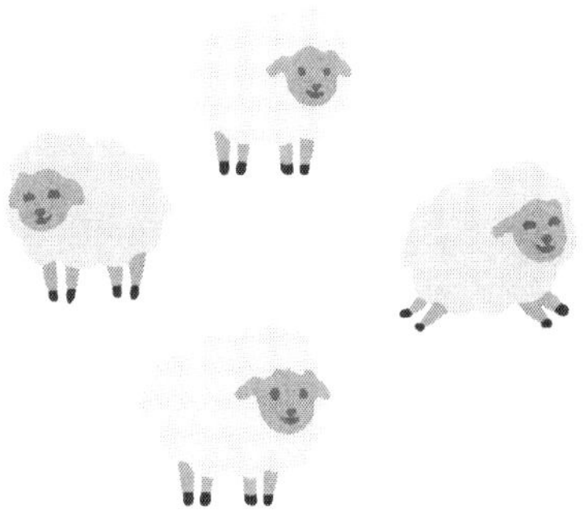

Mit 80/20 zu mehr Erfolg

Es gibt sicherlich Berufe, in denen es wichtig ist, immer alles ganz genau zu nehmen und sogar 110 Prozent auf alles zu achten. In den meisten Fällen zahlen wir für diese Genauigkeit jedoch einen hohen Preis. In der immer schneller werdenden Welt um uns herum ist absolute Genauigkeit kein Vorteil mehr. 100 Prozent Genauigkeit kann ein Hemmnis sein. Marie hat Prozesse unbewusst verlangsamt, weil ihr noch Kleinigkeiten aufgefallen sind, die nicht perfekt waren. Der Kunde hätte es in den meisten Fällen nicht bemerkt. Es wäre also nicht tragisch gewesen. Was der Kunde jedoch bemängelt, ist, wenn es länger dauert als versprochen. Ich möchte mit diesem Tipp sicher nicht für schlechte Leistung plädieren, aber ich möchte daran erinnern, dass das 80/20-Prinzip (Pareto-Prinzip) dabei hilft, die eigene Effizienz stark zu steigern.

Das Pareto-Prinzip besagt, dass wir 80 Prozent eines Ergebnisses in 20 Prozent der aufgewendeten Zeit erreichen können. Für die restlichen 20 Prozent des Ergebnisses benötigen wir wiederum 80 Prozent der eingebrachten Zeit. Ihr kennt sicherlich selbst Beispiele, auf die das Prinzip zutrifft, oder? Wenn das Haus aufgeräumt werden muss und wenig Zeit bleibt, geht das Aufräumen meist sehr schnell. Erste, grobe Ergebnisse sind nach ganz kurzer Zeit zu sehen. Erst wenn wir uns den Details widmen, wird das Aufräumen sehr zeitintensiv.

Wenn du dir bei der Führungsarbeit dieses Prinzip zunutze machst, kannst du wesentlich effizienter werden und mehr Ergebnisse in kürzerer Zeit erzielen. Häufig kann es auch helfen, dass du 80 Prozent des Ergebnisses selbst produzierst und die restlichen 20 Prozent der Arbeit an eine Fachkraft delegierst. Wenn du z. B. eine Präsentation erstellen möchtest, kannst du dich mit 20 Prozent der Zeit auf die Inhalte, die Story, die Reihenfolge und die Highlights etc. konzentrieren. Das richtige Layout der Präsentation kostet meistens 80 Prozent der gesamten Zeit. Lass das doch einfach einen Werkstudenten oder einen Freelancer erledigen. Dieser wiederum schafft auch ein 80-Prozent-Ergebnis des Layouts in 20 Prozent der Zeit. Damit kommst du einem perfekten Ergebnis schon sehr nah, hast aber möglichst wenig Zeit und Geld investiert.

«Arbeit dehnt sich in genau dem Maß aus, wie Zeit für ihre Erledigung zur Verfügung steht.»

Parkinsonsches Gesetz

Ein zweites Prinzip, das dir helfen kann, die 80/20-Regel anzuwenden, ist das Parkinsonsche Gesetz. Du kennst das Gesetz sicherlich schon. Wenn du für eine gewisse Aufgabe plötzlich nur noch ganz wenig Zeit hast, schaffst du – in der Regel – dennoch ein ganz passables Ergebnis. Stell dir vor, für deine Abschlussarbeit an der Uni hast du eigentlich 25 Stunden geplant. Du hast es aber voll verpennt und morgen ist schon Abgabe. Selbst mit Nachtschicht hast du nur noch 11 Stunden Zeit. Ganz ohne Schlaf geht es nicht, also gibst du dir 5,5 Stunden Zeit für die Arbeit. Du gibst alles und konzentrierst dich nur auf das Wesentliche. Alles Unnötige lässt du konsequent weg.
Am nächsten Morgen hast du eine fertige Abschlussarbeit in der Hand. Sicherlich kein Einser-Kandidat – aber für gutes Mittelfeld reicht es sicherlich. Du gibst pünktlich ab und bekommst eine Zwei minus. Hier haben das Parkinsonsche Gesetz und das Pareto-Prinzip Hand in Hand gearbeitet. Die Zeit war stark eingeschränkt, weswegen du nur noch die Möglichkeit hattest, dich auf das Wesentliche zu konzentrieren. Selbst mit 25 Stunden Zeiteinsatz wäre allerhöchstens eine Zwei plus bei der Arbeit herausgekommen. Für fast fünfmal so viel Investment nicht mal eine ganze Note besser? Das lohnt sich häufig nicht.

Überprüfe bei deiner täglichen Arbeit, wo du das 80/20-Prinzip anwenden kannst, und setze es gezielt ein. Profis in Sachen Führungsqualität setzen sich sogar gezielt mit kleinen Zeitfenstern unter Druck, um 80/20 anwenden zu müssen und gleichzeitig vom Parkinsonschen Gesetz zu profitieren. Wie mutig bist du? Probiere es doch direkt am nächsten Arbeitstag mal aus.

Dessous für einen erotischen Abend

Enrico sitzt allein auf der frisch renovierten Terrasse der exklusiven Eigentumswohnung. Für die hochwertigen Loungemöbel hatten er und Sandra schon viel Lob erhalten. «Ist echt gemütlich», denkt Enrico, als er dort so allein sitzt. Er hat das Kölsch schon zur Hälfte leer getrunken. Sein zweites heute Abend. «Wie konnte das passieren?», fragt er sich selbst. Den Abend hatte er sich ganz anders vorgestellt. Neben ihm auf dem Loungesofa liegt die Tüte von einem hochwertigen Dessous-Geschäft. Er hatte spontan auf dem Rückweg vom Büro nach Hause entschieden, Sandra mit neuen Dessous zu überraschen. Immer wieder bringt er Sandra kleine Geschenke mit. Ihm ist es in der Beziehung wichtig, seiner Partnerin hin und wieder Geschenke zu machen. Nicht ganz uneigennützig hatte er sich dabei gedacht, dass Sandra die Dessous heute sicher auch direkt anprobieren und präsentieren würde. Das hätte dann sicher ein leidenschaftliches Ende zwischen den Bettlaken zur Folge gehabt. «Das hat auch in der Vergangenheit schon mal gut funktioniert», dachte sich Enrico beim Kauf der Dessous. Er steht auf, geht zum Kühlschrank in der Küche und holt sich noch ein drittes Bier.

Knappe drei Stunden vorher ist Enrico mit der Bahn am Bahnhof angekommen. Er fährt häufig mit der Bahn ins Büro und zurück. Sandra holt ihn dann mit dem Auto am Bahnhof ab. Heute gab es jedoch einen technischen Defekt am Zug und Enrico musste zwei Stationen früher aussteigen. Sandra musste entsprechend weiterfahren und beide kannten sich am alternativen Bahnhof nicht aus. Enrico war 15 Minuten zu früh, hatte also noch etwas Zeit. Er arbeitet seit einigen Jahren als selbstständiger Teamleiter bei einem namhaften Finanzdienstleister. Sein Team und er sind für den Vertrieb zuständig. Enrico ist ständig auf der Suche nach Möglichkeiten, neue Kontakte zu knüpfen. So fällt ihm auch an diesem Abend eine gut gekleidete, durchaus attraktive Dame auf,

die allein auf einer Bank am Bahngleis sitzt und zu warten scheint. Gut gekleidet heißt meistens, dass die Menschen auch gut verdienen und damit ideal in die Zielgruppe der eigenen Produkte passen. Enrico packt die Situation am Schopf und spricht die junge Dame an: «Hi, mussten Sie auch früher aussteigen?», fragt er locker.
Die Dame reagiert freundlich: «Ja, und jetzt muss ich schauen, wie ich von hier nach Hause komme.»
«Wo müssen Sie denn hin?», fragt Enrico hilfsbereit.
«Bis Bensberg», sagt die Unbekannte kurz und schaut dabei auf ihr Smartphone.
«Wir könnten Sie mitnehmen. Ich werde gleich abgeholt, wir fahren auch in diese Richtung.» Enrico lächelt die Dame an. Er hat ein sehr gewinnendes Lächeln.
«Oh wirklich?», fragt die Dame und schaut Enrico jetzt das erste Mal richtig bewusst an. Gutaussehender und netter Kerl, denkt sie gleichzeitig und lächelt zurück.
«Ja, sehr gern. Ich bin Enrico», sagt Enrico selbstbewusst und streckt der Dame seine rechte Hand entgegen.
Die Dame erwidert den Handschlag und sagt: «Freut mich, Enrico, ich bin Michelle.»
«Hallo Michelle. Was machst du denn beruflich?» Enrico steigt direkt ins Kennenlerngespräch ein, um die Bedürfnisse und Möglichkeiten bei dieser potenziellen Kundin zu evaluieren.
«Ich ermögliche Wohnträume für meine Kunden. Ich vermittle Immobilien bei einer renommierten Agentur in Köln. Wir haben eine ganze Menge Bestandsimmobilien in exklusiver Lage», sagt sie souverän. Auch Michelle ist gut in ihrem Job und sieht in Enrico ebenfalls einen möglichen Kunden.

Die beiden unterhalten sich anschließend angeregt über unterschiedlichste Themen. Enrico erkennt, dass Michelle wirklich eine ideale Kundin wäre. Er möchte unbedingt ihre Telefonnummer haben, um das Verkaufspotenzial später abrufen zu können. Die Zeit vergeht wie im Flug. Mittlerweile sind 23 Minuten vergangen. Sandra ist bereits auf einem Kurzzeitparkplatz am Bahnhof angekommen, kann Enrico jedoch nirgendwo sehen. Sie ruft ihn an. Das klingelnde Telefon hat Enrico zweimal überhört, bis er beim dritten Mal reagiert. «Oh ja, sorry, bin auf dem Weg», sagt er kurz und knapp. Dann sagt er zu Michelle: «Komm mit. Meine Freundin ist am Parkplatz angekommen. Wir können im Auto weitersprechen.»

«Hi Schatz», sagt Enrico, als er zum Auto kommt. «Das ist Michelle, wir nehmen sie mit. Sie muss in unsere Richtung, der Zug ist ausgefallen.» Sandra mustert Michelle von oben bis unten. Oha, wer ist das denn?, denkt sie sich im Stillen. »Hallo«, sagt sie dann. Die Telefonnummer hat Enrico noch nicht – also möchte er das Gespräch gern fortsetzen. Michelle setzt sich im Auto nach hinten. Enrico steigt ebenfalls hinten ein, um das Gespräch weiterzuführen. Sandras fragenden Blick übersieht Enrico, weil er zu stark auf die Kontaktdaten der potenziellen Kundin fokussiert ist. Auf der Fahrt erreicht er sein Ziel. Noch im Auto speichert er ihre Nummer in sein Smartphone ein. Michelle bemerkt nebenbei, dass die Stimmung zwischen Sandra und Enrico zunehmend gedrückt wirkt, aber sie sagt nichts.

Sandra setzt Michelle an einer Kreuzung in Bensberg ab. Sie verabschieden sich. «Ich rufe dich nächste Woche an», sagt Enrico abschließend und setzt sich nach vorne. Als sie weiterfahren, wundert sich Enrico schon ein wenig. Die Stimmung im Fahrzeug scheint leicht angespannt zu sein. «Alles in Ordnung?», fragt er nichtsahnend.
«Sag mal, spinnst du?», ruft sie empört. «Du flirtest da die ganze Fahrt auf dem Rücksitz mit dieser Frau und fragst mich allen Ernstes, ob alles in Ordnung ist?» Enrico ist verwirrt. Damit hat er nicht gerechnet.
«Flirten?», fragt er verwundert. «Das war doch kein Flirten.

Ich ...»
«Du hast ja fast um ihre Telefonnummer gebettelt! Wenn das kein Flirten war, was war das denn sonst?»
Enrico sammelt sich, um seine Gedanken zu sortieren. Dann versucht er zu erklären: «Ich möchte Michelle als Kundin gewinnen. Darum habe ich die Nummer gebraucht. Du kennst doch meinen Job. Ohne Telefonnummer kein Geschäft.»
«Jetzt rede dich nicht raus. Ist mir jetzt auch egal!», sagt Sandra scharf. Enrico versteht die Welt nicht mehr. Er hat doch nur seinen Job gemacht. Er hat aber auch keine Lust auf Ärger, also schweigt er lieber erst mal. Enrico kennt Sandra schon seit mehr als sechs Jahren. Er weiß, dass er solche Situationen durch die falschen Worte nur schlimmer machen kann.

Die Stimmung auf dem Weg im Auto ist gespenstisch. Auch zu Hause wird es nicht besser. Sandra geht ins Schlafzimmer, zieht sich ihre Sportsachen an und verlässt wortlos die Wohnung. Sie joggt regelmäßig. Normalerweise verabschiedet sie sich, wenn sie losläuft. Enrico wärmt sich das Abendessen auf und wartet, bis Sandra zurückkommt. Als sie kommt, sagt sie nur kurz: «Ich gehe duschen und dann ins Bett», und geht.

Enrico entscheidet, die Situation bei ein paar Kölsch auf der Terrasse zu analysieren. Die Tüte vom Dessous-Geschäft nimmt er mit nach draußen. Sandra ist diese nicht einmal aufgefallen.

Nach seinem vierten Kölsch geht Enrico auch ins Bett zu Sandra. Die leidenschaftliche Zweisamkeit an diesem Abend bleibt natürlich aus. Es dauert fast drei Tage, bis sich die Situation wieder normalisiert hat. Während dieser Zeit laufen die geschäftlichen Gespräche nur halb so gut wie üblich, weil Enrico gedanklich häufig abgelenkt ist. Michelle ist keine

Kundin von Enrico geworden, weil sie ein komisches Gefühl hatte, das sie nicht erklären konnte.

Es dauert noch weitere zwei Wochen, bis Enrico versteht, was an diesem Tag eigentlich schiefgelaufen ist.

Bewusste Rollenwahl als Beziehungs-retter

Enrico ist seit mehr als 11 Jahren selbstständig. In dieser Zeit hat er gelernt, dass Selbstständige selbst und ständig arbeiten. Zudem liebt er seine Arbeit und seine Rolle als Vertriebsleiter. Er ist ein richtiger Jäger. Sobald er eine Möglichkeit erkennt, packt er sie. Meistens erfolgen darauf wertvolle Abschlüsse und damit entsprechender Umsatz. Darauf ist er stolz. Damit kann er seine Mitarbeiter beeindrucken und gilt auch über sein Team hinaus als Vorbild. Enrico ist also ständig aktiv auf der Jagd. Allerdings kennt er das Vollständigkeitsprinzip noch nicht. Neben seiner Rolle als Jäger besteht sein Leben auch aus anderen Rollen. Unbewusst weiß Enrico das auch. Er weiß jedoch nicht, dass er diese Rollen bewusst aktivieren und deaktivieren sollte. Ihm ist nicht einmal bewusst, dass er seine Rollen aktiv steuern, zwischen ihnen wählen und sie somit wechseln kann.

Auf der Jagd war er in der Situation voll auf Michelle fokussiert. Dabei hat er jedoch die Rolle als Sandras Partner absolut ignoriert. Sein Ziel für den Abend in seiner Beziehung hat er entsprechend aus den Augen verloren und somit auch nicht erreicht. Schlimmer noch: Er hatte als Partner mehrere Tage Schwierigkeiten mit Sandra, weil er die Rollen nicht bewusst gegeneinander abgegrenzt hat. Während dieser Zeit war seine Performance in der Jägerrolle auch nicht so hoch wie sonst, weil die Probleme der anderen Rolle Energie geraubt haben.

Wenn du deine Rollen so achtlos miteinander vermischst, kann es immer wieder passieren, dass dein Verhalten für die eine Rolle sehr positiv ist – für die andere Rolle aber sehr negative Auswirkungen hat. Enrico hätte hier die Rolle als Jäger frühzeitiger zum Abschluss bringen sollen und die Telefonnummer noch vor dem Zusammentreffen mit Sandra erfragen sollen. Seine Fähigkeiten hätten es ermöglicht, dass er die Nummer auch dann bekommen hätte. Somit hätte er in seiner Partnerrolle glänzen können. Dem erotischen Abend hätte nichts im Wege gestanden. Michelle hätte Enrico zusätzlich in seiner Partnerrolle kennenlernen können. Das hätte das Vertrauen gestärkt und das Geschäft mit Michelle wahrscheinlicher werden lassen.

Wenn ein Kunde dir in deiner Rolle als Vater/Mutter, Partner oder Freund Vertrauen schenkt, erhältst du auch viel leichter das Vertrauen in deiner Rolle als Geschäftspartner. Vertrauen wirkt nämlich allgemeingültig auf dein Gegenüber und nicht nur in einer spezifischen Rolle.

Überlege dir also, welche Rollen du neben deiner geschäftlichen Rolle noch ausfüllen möchtest, und versuche, deine Rollen bestmöglich gegeneinander abzugrenzen. Dann wirkst du in jeder Rolle souveräner und strahlst noch mehr Professionalität und Vertrauen aus.

Frage dich also regelmäßig:

- In welcher Rolle befinde ich mich gerade?
- Welche Rolle wäre für diese Situation ideal?
- Muss ich die Rolle wechseln?
- Wann und wie kann ich die Rolle wechseln?

Reflektiere auch immer wieder rückwirkend dein Verhalten:

- Habe ich in einer bestimmten Situation in der richtigen Rolle agiert?
- Welche Rolle wäre für die vergangene Situation besser gewesen?
- Wie kann ich beim nächsten Mal in dieser Situation direkt in der richtigen Rolle agieren?

Führungspersönlichkeiten sind sich ihrer Rollen jederzeit voll bewusst. Je häufiger du in Lebenssituationen fokussiert in der richtigen Rolle agierst, desto besser werden in allen Rollen deine Ergebnisse sein. Und das wird dir helfen, in allen Rollen bewusster und entspannter deine Ziele zu erreichen.

PRAXIS-
WISSEN
TO GO

Damit du die Erkenntnisse aus den Geschichten möglichst einfach und effizient anwenden kannst, erhältst du hier die aufbereitete Sammlung aller praktischen Tipps zum Nachschlagen. Mithilfe der Zusammenfassung kannst du reflektieren, was du bisher gelesen und für dich mitgenommen hast. Zusätzlich kannst du diesen Bereich im Buch als Nachschlagewerk nutzen.

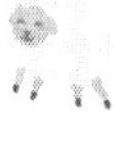

WACHSE ZU EINER FÜHRUNGSPERSÖNLICHKEIT

- Halte regelmäßig deine Erfolge in deinem persönlichen Erfolgsjournal fest. Wenn du dich auf deine Erfolge fokussierst, wirst du zunehmend Erfolge anziehen.
- Mach dein Bett, damit du – egal was passiert – jeden Abend ein schönes Erlebnis und den ersten Erfolg bereits am frühen Morgen manifestiert hast. Selbst ein mieser Tag kann so noch ein Happy End bekommen.
- 72-Stunden-Regel: Mache den ersten Schritt bei einem wichtigen Vorhaben immer innerhalb der ersten 72 Stunden. Ansonsten betrügst du dich selbst und kommst nicht ins Handeln.
- Suche aktiv nach unangenehmen Herausforderungen und gehe diese an, um Wachstum bei dir zu erzwingen. Du lebst nur wirklich, wenn du kontinuierlich wächst. Arbeite dauerhaft daran, die beste Version von dir selbst zu werden.
- Nutze Kritik als kostenlose Beratung und wandle sie in konstruktive Energie um.
- Hole dir für wichtige Aufgaben, bei denen du selbst kein Experte bist, Unterstützung von Experten, um die Wichtigkeit der Aufgabe zu unterstreichen und die Ergebnisse zu optimieren.
- Stelle dein Ego immer hinter die Bedürfnisse des Teams und des Unternehmens. Ego-Führungskräfte vergrößern zwar ihren Machtbereich, aber meist auf Kosten des Teams, der Kunden oder des gesamten Unternehmens.
- Sei mutig in Bezug auf Veränderungen, denn du musst dich regelmäßig verändern, um erfolgreich zu bleiben.

FÜHRE DICH SELBST ERFOLGREICH

- Definiere deine wichtigsten Aufgaben am Abend vorher und erledige sie am nächsten Tag ohne Umwege. Formuliere die Aufgaben dabei so, dass du dazu gezwungen bist, Ergebnisse zu liefern.
- Erlebe und erweitere deinen Reaktionsraum durch regelmäßige Reflexion deiner Arbeit als Führungspersönlichkeit. Wenn du hochwertiger auf Umstände von außen reagierst, werden deine Ergebnisse automatisch besser.
- Schreibe E-Mails mit dem BLUF-Framework (das Wesentliche immer am Anfang in zwei bis drei Sätzen) und reduziere den Empfängerkreis.
- Behalte deine Emotionen im Griff. Emotionen sind wichtig, um andere zu begeistern. Führungsentscheidungen solltest du jedoch emotionslos treffen.
- Definiere Ziele – auch für dich – immer SMART (Spezifisch, Messbar, Attraktiv, Realistisch und Terminiert), damit du dich selbst kontrollieren kannst.
- Sei dir deiner verschiedenen Rollen bewusst. Du bist nicht nur Führungspersönlichkeit, sondern auch Coach, Partner/Partnerin, Vater/Mutter, Sohn/Tochter oder Freund/Freundin. Trenne diese Rollen in deiner Kommunikation, um in jeder Rolle entsprechend fokussiert wirken zu können.
- Mache vom 80/20-Prinzip Gebrauch und versuche, das Parkinsonsche Gesetz anzuwenden. Mit 20 Prozent des Investments erreichst du 80 Prozent des Ergebnisses, und Arbeit dehnt sich immer genau in dem Maß aus, wie Zeit dafür bleibt. Setze dir also enge Zeitfenster für die Bearbeitung von Aufgaben, um deine Ziele schneller zu erreichen.

- Stärke deinen Entscheidungsmuskel. Wenn du nicht schnell genug entscheidest, tut es immer jemand anderes für dich.

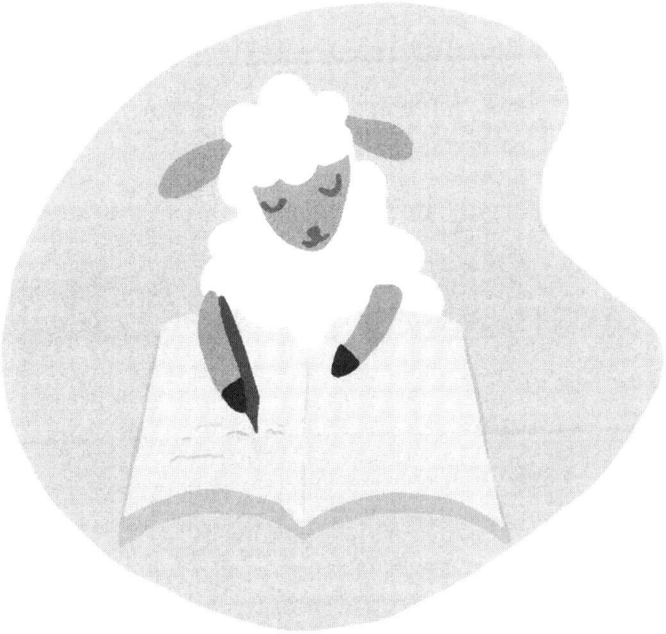

FÜHRE ANDERE MENSCHEN ZU DER BESTEN VERSION IHRER SELBST

- Führungspersönlichkeiten bringen nicht nur sich selbst weiter, sondern vor allem helfen sie ihren Teams dabei, die beste Version ihrer selbst zu werden.
- Führe durch smarte Fragen statt durch Macht und Autorität.
- Sei effizient nur in Bezug auf Aufgaben, aber nicht in Bezug auf Menschen, sonst zerstörst du Beziehungen.
- Setze auf die Kooperation mit anderen Teams oder Bereichen und beziehe sie in die Pläne ein, um Konflikte zu vermeiden. Alle von deinen Plänen Betroffenen sollten entweder involviert oder zumindest informiert sein, bevor du startest.
- Arbeite mit Werten und Leitlinien, wenn du kritisieren musst. Kritisiere dann die Ergebnisse im Vergleich zu den Werten und Leitlinien, statt deinen Kollegen oder Mitarbeiter direkt zu kritisieren.
- Sei keine Möwe! Also nicht reinflattern, rumschreien, auf alles scheißen und wieder rausflattern!
- Ermögliche deinen Mitarbeitern eine Fehlerkultur, mit der ihr wachsen könnt, statt Fehler nur negativ zu betrachten.
- Lass deine Teammitglieder die Lorbeeren ernten und stärke sie. Du musst nicht immer ganz vorne in der ersten Reihe stehen.
- Erarbeite einen Willkommensprozess für neue Mitarbeiter, damit sie sich wertgeschätzt und willkommen fühlen. Nur so können sie dieses Gefühl auch an andere Kollegen und Kunden weitergeben.

FÜHRE UNTERNEHMEN ZU MEHR ERFOLG

- Nutze das 1-4-52-System, um dein Unternehmen in einen erfolgreichen Rhythmus zu bringen: jährliche, konkrete Strategie (Wachstum), Quartalsziele (Fokus) und wöchentlicher Austausch im Huddle (Erfolg).
- Sei mutig. Mach das Komplexeste immer zuerst. Wenn du also Projekte bearbeitest, in denen es Bereiche gibt, deren Lösung noch unklar ist, dann gehe diese kritischen Bereiche immer und konsequent als Erstes an. Wenn du scheiterst, dann am liebsten so früh wie möglich.
- Lebe in deinem Unternehmen die «Day-one»-Strategie: Wenn du das Unternehmen heute neu gründen würdest, was wäre dann als Wichtigstes zu tun? Stelle dir diese Frage regelmäßig, um dauerhaft erfolgreich zu bleiben.
- Mach keine Jahresziele, weil die Umgebung sich zu schnell wandelt. Überschaue maximal drei Monate, wenn es um konkrete Ziele geht.
- Entscheide dich auch mal zur Reduktion, wenn nötig. Lieber weniger machen, dafür aber hochwertiger.
- Sorge für einen hohen Grad an Transparenz, damit alle Mitarbeiter effizient arbeiten können. Wenn du mit 220 km/h auf der Autobahn fährst, wäre es auch hilfreich, dass du gute Sicht hast.
- Sei achtsam: Innovationen liegen nicht immer nur im Produkt verborgen, sondern häufig auch im Arbeitsablauf und den internen Methoden.

Auf allen vier Ebenen gibt es unendlich viel zu lernen. Finde heraus, auf welcher Ebene du heute schon Stärken oder Schwächen hast, und arbeite kontinuierlich an der Optimierung deiner Fähigkeiten in allen Bereichen. Wenn du das konsequent tust, kannst du gar nicht verhindern, dass du erfolgreich wirst.

Auf deinem weiteren Weg wünsche ich dir jederzeit viel Erfolg und viel Spaß!

«WIR KÖNNEN DEN WIND NICHT ÄNDERN, WIR KÖNNEN ABER DIE SEGEL IN DIE RICHTIGE RICHTUNG SETZEN.»

Aristoteles

DU WILLST MEHR?

Wenn du weiter an dir als Führungspersönlichkeit arbeiten möchtest und dir der Praxisbezug gefällt, lass uns über deine Weiterentwicklung sprechen. Kontaktiere mich unverbindlich und kostenlos für ein Kennenlerngespräch:

https://www.holger-stollenwerk.de

Auf der Seite findest du auch weiteres Material wie z. B. mein kostenloses E-Book für mehr Effizienz bei der Arbeit, Online-kurse für mehr Leichtigkeit bei der Unternehmensführung sowie meine exklusive Unternehmer-Reise durch die Natur.

Folge mir gern auch auf Instagram und YouTube:

https://www.instagram.com/holger.stollenwerk

https://www.youtube.com/c/HolgerStollenwerk

«Sei einfach so positiv, dass negative Menschen keine Lust haben, in deiner Nähe zu sein.»

Holger Stollenwerk

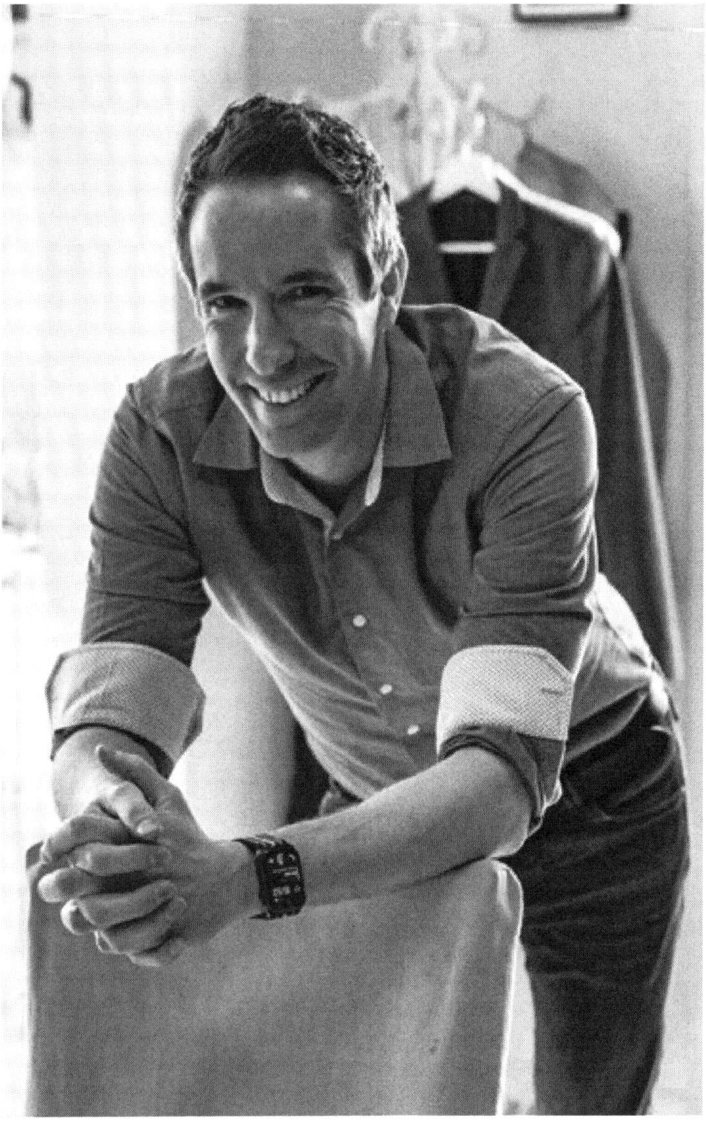

QUELLENVERZEICHNIS

- https://de.wikipedia.org/wiki/Führung_(Sozialwissen-schaften)

- https://de.statista.com/statistik/daten/studie/422274/umfrage/prognose-zur-anzahl-der-nutzer-von-e-mails-weltweit/

- https://en.wikipedia.org/wiki/BLUF_(communication)

- https://de.wikipedia.org/wiki/Paretoprinzip

- https://de.wikipedia.org/wiki/Parkinsonsche_Gesetze

- https://www.zeitblueten.com/news/der-bauer-und-das-pferd/

Printed in Poland
by Amazon Fulfillment
Poland Sp. z o.o., Wrocław

11775348R00143